The Design and Management of Medical Device Clinical Trials

Strategies and Challenges

医疗器械临床试验的设计与管理

策略 & 挑战

◎原著　[美] Salah M. Abdel-Aleem

◎主审　鲁　超　潘发明　胡　伟

◎主译　赵大海

中国科学技术出版社

·北 京·

图书在版编目（CIP）数据

医疗器械临床试验的设计与管理：策略 & 挑战 /(美) 萨拉赫·M.阿卜杜勒 – 阿莱姆 (Salah M. Abdel–Aleem) 原著；赵大海主译 . — 北京：中国科学技术出版社，2021.7

书名原文：The Design and Management of Medical Device Clinical Trials: Strategies and Challenges

ISBN 978-7-5046-9014-2

Ⅰ.①医… Ⅱ.①萨… ②赵… Ⅲ.①医疗器械—临床应用 Ⅳ.① R197.39

中国版本图书馆 CIP 数据核字 (2021) 第 063791 号

著作权合同登记号：01-2021-1917

策划编辑	焦健姿	费秀云
责任编辑	方金林	
装帧设计	佳木水轩	
责任印制	李晓霖	

出　　版	中国科学技术出版社
发　　行	中国科学技术出版社有限公司发行部
地　　址	北京市海淀区中关村南大街 16 号
邮　　编	100081
发行电话	010-62173865
传　　真	010-62179148
网　　址	http://www.cspbooks.com.cn

开　　本	710mm×1000mm　1/16
字　　数	219 千字
印　　张	14.75
版　　次	2021 年 7 月第 1 版
印　　次	2021 年 7 月第 1 次印刷
印　　刷	天津翔远印刷有限公司
书　　号	ISBN 978-7-5046-9014-2 / R·2694
定　　价	68.00 元

版权声明

译者名单

主　审　鲁　超　安徽医科大学第二附属医院

　　　　　潘发明　安徽医科大学

　　　　　胡　伟　安徽医科大学第二附属医院

主　译　赵大海　安徽医科大学第二附属医院

副 主 译　刘　瑛　安徽医科大学第二附属医院

　　　　　李　丹　安徽医科大学第二附属医院

　　　　　程　攀　安徽医科大学第二附属医院

译　者（以姓氏笔画为序）

　　　　　尹宗智　安徽医科大学第一附属医院

　　　　　刘　辉　安徽医科大学第二附属医院

　　　　　刘言畅　安徽医科大学第二附属医院

　　　　　许知礼　安徽医科大学第二附属医院

　　　　　孙　林　安徽医科大学第一附属医院

　　　　　孙士莹　安徽医科大学第二附属医院

　　　　　苏莲子　安徽医科大学第二附属医院

　　　　　李子煜　安徽医科大学第二附属医院

　　　　　杨见明　安徽医科大学第二附属医院

　　　　　吴贻乐　安徽医科大学第二附属医院

　　　　　邹立巍　安徽医科大学第二附属医院

　　　　　张　丽　安徽医科大学第二附属医院

　　　　　张　森　安徽医科大学第二附属医院

　　　　　张　静　安徽医科大学第二附属医院

　　　　　张丹凤　安徽医科大学第二附属医院

　　　　　张晓明　安徽医科大学

　　　　　张道权　安徽医科大学第二附属医院

陆 淼　安徽医科大学第二附属医院

郑峫戈　安徽医科大学第二附属医院

胡章乐　安徽医科大学第二附属医院

姚 飞　安徽医科大学第二附属医院

高 旸　新加坡南洋理工大学

陶舒曼　安徽医科大学第二附属医院

程 里　安徽医科大学第二附属医院

程 诚　安徽医科大学第二附属医院

詹 磊　安徽医科大学第二附属医院

学术秘书　程 攀　安徽医科大学第二附属医院

内 容 提 要

　　本书引进自世界知名的 WILEY 出版社，由 Proteus 生物医药公司高级临床运营经理 Salah M. Abdel-Aleem 博士领衔编写，是一部系统介绍医疗器械临床方案的设计、研究的执行和试验管理的实用指导书。本书内容全面丰富，着重介绍了临床研究方案中多中心临床试验研究中心和临床试验终点的选择、研究合同及知情同意，临床试验管理中缓慢入组、缺失数据分析、方案偏离和不良事件的识别与报告，临床试验中选择历史对照组代替阳性对照组，识别和避免临床试验中的欺诈和不当行为；分析了医疗器械法规的异同，以及欧盟 CE 标准和其他全球临床标准；讨论了 FDA PMA 案例中非传统终点被用作研究的主要终点的临床研究。书中所述的专业知识兼具深度和广度，不仅适用于医疗器械临床试验研究领域的工作人员，其设计和管理同样适用于药物临床试验研究，可作为临床科学家、临床管理人员、生物统计学家、数据管理人员和临床协调员的参考用书。

译者前言

The Design and Management of Medical Device Clinical Trials: Strategies and Challenges 为之前出版的 *Design, Execution, and Management of Medical Device Clinical Trials* 的姊妹篇，是一部指导医疗器械临床研究的设计与管理的实用参考书。很荣幸受邀参与本书的翻译。

本书旨在为临床研究设计与管理（包括临床方案设计、研究执行及试验管理）中的相关难题提供解决方案，涵盖了临床试验设计所涉及的受试者招募、研究人员和研究中心选择，以及研究终点监测等诸多问题。

全书共分为 8 章，深入分析了临床试验的各个步骤，包括医疗器械临床方案的设计、研究的执行及试验的管理，对医疗设备的临床试验进行了重点阐释，并将其设计与管理应用的指导思想推广运用于药物研究。书中还特别设置了经典案例讨论部分，帮助读者理解相关内容。此外，临床试验管理涉及的依从性问题及试验数据缺失问题在书中也有细致阐述。

本书适用范围广泛，既可作为临床试验机构相关人员的参考用书，又可作为本科生和研究生参与临床试验时的培训教材。相信广大的医疗器械临床试验相关人员都能够从本书中受益。

在本书翻译过程中，各位译者力求在忠实于原著的基础上，尽可能以贴近国内读者阅读习惯的方式进行翻译，但因部分术语太过专业及国内外语言表述的差异，中文翻译版中可能存在一些欠妥之处，恳请各位读者批评指正。

安徽医科大学第二附属医院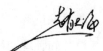

原著前言

本书是已经出版的 *Design, Execution, and Management of Medical Device Clinical Trials* 的姊妹篇。*Design, Execution, and Management of Medical Device Clinical Trials* 讨论了临床研究中基本任务和活动，包括临床协议和其他临床资料的开发、研究者和研究中心的选择、不良事件定义和报告、研究统计分析计划和最终的临床协议、医疗器械法规、研究者发起的临床研究、临床试验的基本伦理规则。而本书则完全致力于临床研究的设计和管理的挑战性问题，临床方案的设计、研究的执行和试验的管理。临床协议设计涉及的受试者招募、研究员和研究中心选择、研究终点测定等问题在书中均有论述。此外，有关临床试验管理涉及的依从性问题和试验数据缺失问题也会得到充分阐述。本书提供了一种临床试验深入分析的思路，其侧重点是讨论医疗器械，但其设计和管理应用同样适用于药物研究。实际上本书可使所有临床研究者受益，特别是临床科学家、临床管理者、生物统计学家、临床研究助理、数据管理人员、研究人员和临床协调员。本书系统介绍了临床研究面临的挑战，是一部特别实用的培训手册，可作为本科生和研究生完成他们临床研究的参考用书。

现就本书特色总结如下。

1. 指导临床研究方案的设计，包括多中心临床试验研究中心的选择、临床试验终点的选择、研究合同涉及的问题及知情同意。

2. 指导临床试验管理，包括缓慢入组、缺失数据分析、方案偏离和不良事件的识别与报告。

3. 指导临床试验中选择历史对照组代替阳性对照组。

4. 介绍如何识别和避免临床试验中的欺诈和不当行为。

5. 讨论医疗器械的法规，包括 510（K）测定、重大风险和非重大风险器械的测定，以及药品和医疗器械之间法规的异同。

6. 总结欧盟 CE 标准和其他全球临床标准。

7. 讨论备受关注的非传统终点被用作研究的主要终点的 FDA PMA 案例。

本书可帮助读者了解与临床研究相关的所有挑战，以及如何有效处理临床研究中的障碍。读者亦可从书中进一步学习如何有效地处理国际和全球临床问题。本书第 6 章专门阐述了 CE 认证的相关内容，该章解答了如何进行和管理全球临床试验。全球临床试验的讨论中涵盖了 FDA 选择国外试验中心的标准。此外，第 7 章专门讨论了备受关注的使用非传统终点作为主要终点的 FDA PMA 案例。例如，FDA TMR 研究（经心肌激光血运重建术）中以心绞痛分级的改善作为主观终点；在冠状动脉药物洗脱支架临床试验中，血管造影晚期管腔丢失作为替代终点被用作主要终点。我们讨论这些研究申办者所采用的方法目的是想说明如何确定终点并消除偏倚。最后，本书旨在为开发和执行科学临床任务的临床科学家（生物统计学家和临床数据分析专家）及他们的研究合作者面临的临床研究挑战提供有价值的指导。书中的临床方案、统计分析方案（statistical analysis plan，SAP）、最终临床方案报告等类似临床研究案例的展示均以达到临床实用为目的。需要说明的是，这些案例采用的统计方法是依据临床试验数据的操作意图选择的。从临床挑战的操作角度出发，可以帮助读者更好地了解临床试验管理。书中针对各类挑战都提出了有效应对的建议，比如有关所选历史对照的合理性和参数设定的建议。总之，本书旨在为临床科学家在面对临床试验设计、执行和管理的挑战时，提供有价值的建议。

Salah M. Abdel-Aleem, PhD

Proteus 生物医学公司有限公司高级临床运营经理

致　谢

　　如果没有与这些优秀教授和导师合作，我想我不可能顺利完成本书的撰写。埃及国家癌症研究所的 M. ElMerzabani 教授，他在我大学毕业后教会了我实验室研究的原则；纽约城市大学的 Horst Schulz 教授，他是我的博士研究生导师；杜克大学医学中心的 James E. Lowe 教授，我和他在心血管研究方面合作了八年时间；哥伦比亚大学的 Daniel Burkhoff 教授，过去 10 年里我和他在临床研究方面一直保持着合作；哥伦比亚大学的 William Gray 教授，他在临床研究方面给我提供了诸多宝贵建议；埃及前卫生部长 Ismail Sallam 教授，他给我提供了了解国际临床试验的机会；还有我在 Proteus 生物医学公司的同事，特别是 Greg Moon 博士、George Savage 博士和 Allison Intondi 博士。同时，我也很感谢我的儿子 Omar Abdel-Aleem 在本书出版中给予的帮助。

　　谨以本书献给我的母亲 Farha、我亲爱的妻子 Maro 和我的儿子 Omar、Tarek、Yussuf。正是你们的支持让我充满自信。

目　录

第1章 临床研究设计面临的挑战
Challenges to the Design of Clinical Study

在当今市场上，医疗器械和制药行业面临着诸多挑战。面临的挑战范围从研究的设计和管理到临床试验的准备，以及遵守越来越严格的新监管准则。因此，这些公司必须寻求效率、更快的上市时间和降低成本的方法。此外，公司必须迅速更新其流程和策略，以满足新标准的要求。

本章概述医疗器械临床试验的准备和设计方面。本章结束后，读者将了解医疗器械临床试验所面临的独特挑战，并将能够有效应对这些挑战。本章将概述临床开发阶段申办者和研究者的挑战、角色和责任。

本章将详细讨论临床研究设计面临的挑战。结合本书的主题，从临床操作的角度讨论这些挑战，使读者能够运用有效和可行的方法识别并应对这些挑战。临床试验的设计存在一些挑战，包括研究者的选择、研究中心和适当的患者群体。本章将讨论研究者的选择，特别是对于复杂的或受试者入组进展缓慢的研究。

临床方案面临的挑战涉及制定临床标准操作规程（standard operating procedures，SOP）（以确保遵守监管准则）、研究合同（特别是关于受试者伤害、出版物审查和试验时间表）、受试者的入组标准、与入组进度缓慢相关的特殊问题、从操作角度去讨论试验中研究系统及其附件的定义、统计分析计划（statistical analysis plan，SAP）的设计以及临床试验终点的选择（研究中的主要终点，次要终点、其他终点以及样本量估计），并提出相应的建议去应对这些挑战。需要注意的是这本书不是统计文本，并没有对统计问题进行深入研究。SAP 必须在研究的早期准备阶段制订，目的是确定研究的样本量、临床试验终点以及定义研究成功的标准。在试验的早期阶段，FDA 参与讨论 SAP 的制订。研究设计中的其他重要问题，例如亚组的确定和亚组分析、优势与非劣效研究等也会在早期一并讨论。本章节主要讨论知情同意书制定过程中所面临一些问题，尤其是关于知情同意书的可读性、可理解性和表格中签名的有关问题等。本章节介绍了文献述评和研究背景的标准。另外，本章节还介绍了研究风险 / 收益分析过程的要素，包括疾病风险、替代疗法风险、研究产品风险、降低风险及总体风险 / 收益评估。

本章节针对如何准备文献述评、选择临床试验终点、制订 SAP、明确临床人员在研究中的责任、在试验过程中更改主要终点或选择替代终点以及如何使知情同意书（Informed consent forms，ICF）更加全面、易于阅读和理解等问题，提出了一系列专业建议。

一、临床 SOP 的制订

早期重要的最佳临床实践之一是为了制订 SOP，目的是确保以下内容。

1. 申办者的操作规程及法规与药物临床试验管理规范（good clinical practice，GCP）一致甚至高于相关法规要求。

2. 临床研究人员熟悉这些操作，并定期审核和更新这些操作。

3. FDA 的稽查不会产生严重结果。

至少应在临床研究设计和执行前制定某些 SOP，如不良事件的报告、中期监查程序、ICF 模板的制定、临床方案的设计及临床文件内容的管理。

二、受试者、研究者和研究中心的选择

（一）受试者选择

受试者通常需要根据研究内容制定的专门纳入和排除标准来进行选择。然而，受试者的选择在某些特殊的临床研究中有时会面临一些问题，尤其是在入组进度缓慢的情况下。某些疾病或功能紊乱的界定标准过于宽泛或者严格也会导致其他问题。换言之，在筛选受试者时不能过于苛刻或含糊，或纳入 / 排除标准不能过于严格或宽松。以心源性休克为例，心源性休克的定义是持续低血压伴组织低灌注。受试者基于两种不同病因，缺血性心脏病或机械性心源性休克（如心肌病或心脏瓣膜问题）都可能出现这种情况。选择病因相同的受试者的优点是受试者群体及其与达到临床试验终点关系的同质性。但是，该选择方式的主要缺点是受试者入组时存在限制，批准治疗仅限于所选的受试者。针对该问题的应对措施是扩大受试者的范围进行可行性研究，然后在关键试验期间将受试者范围调整到所需要的群体。如何在受试者筛选、临床试验终点的实现，以及向受试者推销产品三者之间保持适当的平衡始终是一个挑战。一般来说，受试者的选择、临床试验终点和药物使用适应证之间存在紧密的关联。另外，需要制定特殊纳入 / 排除标准以选择特殊受试者并确保方案选择的规范。

如果具有某些特定条件的受试者被纳入或排除，则应提供相应的检查结果。例如，如果孕妇被排除在研究之外，那么所有参与本研究的有生育能力女性需完成妊娠试验并且结果呈阴性。如果肝功能或肾功能衰竭的受试者被排除在研究之外，为了确保排除这些受试者，则应进行评估肝肾功能的相关检验并对肝、肾功能衰竭的相关指标进行明确定义。

（二）受试者筛选表

在临床研究中创建受试者筛选表非常重要，因为它定义了受试者未纳

入研究的标准。如果研究入组进度缓慢，可以通过修改某些标准来增加受试者入组率（见第 2 章关于放宽研究标准的介绍）。

筛查日志也有助于记录未来临床研究的患者选择标准。此日志列出了所有筛选的受试者，包括筛选失败的受试者，并记录了某些受试者未被纳入研究的原因。该日志证明，按照协议的定义，选择了足够数量的合适受试者。此日志包含以下几项。

1. 研究中心 ID 号。

2. 受试者 ID 号。

3. 受试者是否符合纳入 / 排除和基线评估标准？（是或否）

4. 受试者是否参与研究？（是或否）

5. 受试者未被纳入研究的原因。

6. 受试者被纳入研究的入组日期。

（三）研究者和研究中心的选择

研究者和临床研究中心的选择是临床研究准备的重要步骤之一。通常会根据研究者的临床研究经验、对拟进行研究的兴趣以及在拟研究期间招募受试者的能力来选择研究者。与学术型医院相比，选择私立医院、私家执业医师或管理式医疗机构的优势在于将申请、签约或机构审查委员会（Institution Review Board，IRB）批准的审查时间从 60～150 天缩短到 15～60 天。选择非学术型医院的另一个优势是减少学术机构所需的管理费用。然而，选择学术型医院的一个明显优势是，它拥有完善的设备、经验丰富的研究者和工作人员来进行包括外科手术在内的复杂临床试验。

临床研究的申办者负责研究者的选择。临床研究者和研究中心的资质与选择是研究的早期准备工作。如上所述，我们的目标是寻找具备医学资质并且前期具有临床研究经验、对该研究有着浓厚兴趣并且有潜力按照计划实施试验的研究者。可以通过发表的或先前参与的临床研究来确认研究者的临床研究经验。潜在的研究者应能够在预计入组时间内招募到所需的受试者，同时应拥有有资质的研究团队和充足的临床研究设施来实施研究。研究团队应由包括临床研究协调员在内的共同研究者和临床研究人员组成。研究设施应具有诊断实验室、影像实验室、研究产品 / 研究文件的储存空间和足够的监查空间。主要研究者（principal investigator，PI）不得在 FDA 的黑名单之列，最好有处理 FDA 警告信的经验，同时应熟悉 IRB 法规。PI 必须按照 FDA 的规定向申办者提供财务披露表。潜在的研究者列表从申办者的销售和市场部、其他研究者、科学咨询委员会、合同研究组织（Contract Research Organization，CRO）和以前的出版物上获得。该研究的研究者通常由申办者的销售和营销团队推荐，或由其他研究者推荐，或通过认可其已发表的研究来认定。

选择研究者的一个潜在的复杂因素是候选研究者可能参与过多的研究，而没有时间监督另一项研究。那么可以通过在研究人员资格访问期间了解研究者是否可以在拟定时间内完成研究；或者明确研究者是否从事其他竞争性研究来规避此问题。

除了满足以上列出的所有基本要点之外，某些研究项目的研究者还需满足额外的条件。例如一项临床试验可能需要从多个科室中挑选医生来担任主要研究者，并在选定的研究中心对受试者进行最佳管理。事实证明，这种方法在复杂的外科手术试验中是有效的。如果进行左心室辅助装置或经皮心脏瓣膜置换术的相关研究，就需要一个团队的医生（如心脏外科医生、心脏病介入专家、心力衰竭专家）作为研究团队，为受试者植入器械并提供最佳的管理。

通常整个研究的主要研究者（PI）由申办者来决定。申办者通过评估 PI 的经验、是否正直、兴趣爱好和领导能力来选择。然而，某些复杂的研究可能需要选择 PI 研究者团队。该团队应根据可能存在的问题或受试者的入组问题选择不同学科的医生。

（四）非医务人员作为主要研究者

通常会选择有执照的医生或牙医作为研究中心的主要研究者。但是只要符合研究方案或国家、地方的法律规定，有资质的非临床医师也可以开展或监督研究。尽管如此，仍需要临床医生作为该研究的副研究者或顾问。

三、临床研究入组受试者的定义

"入组受试者"的定义取决于临床试验的类型。在一些临床试验中，符合所有纳入／排除标准并签署知情同意书的受试者被视为已入组。其他的试验还将符合标准的受试者进行随机分组。在某些临床试验中，受试者则是在植入某些研究产品后方可入组，如支架临床研究。显然，入组受试者的定义可能因试验而异，因此该术语的确切含义应在临床方案中加以定义。

四、研究用医疗器械系统的定义

应在研究方案中对研究用医疗器械系统进行明确定义。在一些研究中，试验用医疗器械系统包括试验用医疗器械和其他一些相关附件组成，这些附件属于整体器械功能的一部分。在这种情况下，尽管某些附件可能是 FDA 已经批准的设备，但整体医疗器械系统及该附件在新系统中的作用尚待证明。

五、研究合同的有关挑战

课题研究委托合同是一项具有法律约束力的协议，涉及的当事人包括委托者（制药／医疗器械公司）和研究机构：委托者向科研机构提供研究经费，科研人员需完成研究工作并向委托人交付研究成果。

研究合同的包括以下几点。

1. 合同当事人的名称、头衔和地址

2. 主要研究者（PI）的职责

3. 受试者伤害赔偿计划

4. 向临床研究中心付款的相关条款

5. 付款计划表

6. 付款所需的可交付的成果

7. 赔偿

8. 出版政策

签订合同是临床研究中心批准临床试验的最后步骤之一，通常在研究开始前即执行。合同签订需要足够的时间来准备，尤其是研究中心是为学术机构的情况下，因为审查和签署合同可能需要耗费更多时间。

研究经费预算需合理安排，包括研究经费、机构管理经费、课题经费、管理经费和研究人员经费。经费预算需严格按照研究方案执行，不得超出标准医疗。对于多中心试验，关于研究方案成本的谈判应从医疗保险价格开始。受试者的报销范围应包括受试者的差旅费以及回复研究调查问卷的相关费用。机构管理费取决于机构本身，通常是固定的。管理费用包括广告费、邮寄费、影印费以及其他相关费用。机构审查委员会（IRB）的相关费用通常由 IRB 向申办者直接收费。

临床研究的研究合同可能存在以下五种问题。

1. 受试者入组和完成研究的条款和条件。

2. 赔偿。

3. 出版政策。

4. 保险。

5. 受试者的伤害。

（一）受试者入组和完成研究的条款和条件

建议在合同中提供受试者入组和完成研究的条款和条件，并与研究中心付费相关。此外，还应在合同中说明被剔除的受试者进行替换和病例报告表的填写。

合同中应提及申办者对研究中心的付款条件。整个研究期间的付款方式也应在合同中明确，例如完成 50% 入组后，将支付给研究中心 30% 还是 50% 的费用。

（二）赔偿

合同应明确申办者是否愿意赔偿，或者申办者是否要求共同赔偿。通常合同规定在正常研究中，与研究有关的任何服务，或在产品制造存在缺陷的情况下，申办者应承担赔偿责任而研究中心均不承担任何责任。

（三）保险

申办者应承担最低限额的保险，并证明流动资产能够承担主要由研究风险导致的负债。

（四）出版

研究的合同通常会规定长达 30～60 天出版物审查的时间，并可能包括其他出版限制或批准条款。

（五）受试者的伤害

合同中应包含与医师过失无关导致的受试者伤害赔偿相关的内容。

六、文献述评

研究的申办者在临床研究准备的早期阶段对文献进行严格的审查。本章节将为研究的科学背景和研究的合理性提供依据。建议采用以下程序编写本节。

1. 研究申办者应指定选定出版物的选择标准，如研究的关键词、仅用英语撰写的文章、用于 Meta 分析的论文选择标准、已发表或未发表研究的来源，包括确切的引用和日期及在同行评审期刊中引用的数据。

2. 研究的申办者应详细说明所用统计分析方法和对不同论文进行加权的方法。

3. 文献述评或背景部分应包括以下内容。

(1) 关于疾病的背景、受试者群体、使用指征及该疾病对经济的影响。关于疾病对经济的影响可以包括发病率、疾病严重程度和疾病对社会的影响。

(2) 研究产品、类似产品或可替代的治疗相关使用说明。讨论内容一般包括对研究产品、其预期功能、技术功能，以及类似技术及其预期用途的详细说明。将研究产品与现有其他产品比较两者的优缺点。

(3) 严格审查产品使用和安全措施相关的风险，以减轻或最小化这些风险。

(4) 结论中需明确提出开展研究的理由。理想情况下，相关依据应来自同行评审期刊中引用的对照临床研究。

4. 文献评述是一个科学的过程，申办者应遵守以下规定。

(1) 提供支持的相关证据和研究者的反对意见。

(2) 在提供 Meta 分析研究的证据时，申办者应遵循用于从这些研究中生成数据的科学方法，如使用指征、研究之间的相似性和差异性、这些研究是否涉及单中心或多中心研究。

(3) 从引用文献中获得的加权证据应支持研究的合理性。

七、研究方案设计、统计分析计划（SAP）和选择临床试验终点所面临的挑战

验证性试验必须在统计分析计划中预先规定，且必须通过有据可查的

数据分析来确保数据质量，并提交监管机构审查。研究方案必须包括详尽的细节、明细的规范、明确的研究结局及其适当的衡量标准。

制订统计分析计划

1. 结构化的文档模板

以下是 SAP 的升级版大纲。

(1) 引言。

(2) 研究设计和研究目标。

(3) 一般分析定义。

(4) 人口统计学和基线特征。

(5) 患者入组情况。

(6) 研究药物和伴随治疗。

(7) 有效性分析。

(8) 安全性分析。

(9) 生活质量。

(10) 药物经济学。

(11) 药代动力学和药效学。

(12) 中期分析和安全监查分析。

(13) 参考文献。

(14) 方案违背。

2. 示例：结构化文档模板

以下是更加详细的 SAP 结构化大纲。

(1) 引言。

(2) 研究设计和目的。

① 研究目标：a. 主要目标；b. 次要目标。

② 试验设计。

③ 样本量的合理性。

(3) 一般分析定义。

①研究周期和访视窗口定义：研究周期。

②访视窗口。

③研究人群：a.意向性人群；b.符合方案人群；c.安全性分析人群；d.其他人群。

④亚组定义。

⑤治疗分配和治疗分组。

⑥中心合并分析方法。

3. 数据列表指导

数据列表是 SAP 中的重要项目，它阐述了在各种表格、图形和图表中如何列出数据，受试者数据列表一般包括以下内容。

(1) 数据表格：①数据集；②数据定义。

(2) 数据列表：①数据集；②数据定义。

(3) 数据分析：①分析数据集；②分析程序；③数据定义。

八、盲法或设盲

临床方案中应制订设盲步骤。

1 下列与治疗分配相关的身份信息需要保密。

(1) 受试者。

(2) 研究者、治疗团队或评估者。

(3) 评估团队。

2. 盲法的目的是减小偏倚。

各组设盲的目的是为了减少不同来源的偏倚。

3. 当治疗或评估存在主观因素时，设盲最有用。

(1) 无盲：所有受试者都知道治疗方案。

(2) 单盲：受试者不知道治疗方案。

(3) 双盲：受试者和医疗机构都不知道治疗方案。

(4) 三盲：受试者、研究人员和资料分析人员均不知道治疗方案。

4. 建议尽可能采用双盲法。

(1) 确保研究终点不存在测量或评估误差。

(2) 最大限度地减少因对受试者的管理、治疗或评估或对结果解释差异而产生的潜在偏倚。

(3) 为了避免主观评估或因为已知治疗方案做出的决策。

(4) 伦理：双盲不应对受试者造成任何伤害或不恰当的风险。

(5) 实用性：有些治疗可能无法进行设盲。

(6) 避免偏倚：盲法研究需要进行额外的工作，如制造外观相似的药片，建立编码系统等。

(7) 折中的方法：有时使用半盲法，如设立独立的盲法评估者，他们足以减少治疗比较中存在的偏倚。

5. 尽管盲法试验需要付出额外的工作，但有时它们是获得临床问题客观答案的唯一途径。

6. 不接受治疗或不接受标准治疗的受试者可能会被拒绝或退出研究。

7. 使用新药的受试者可能会表现出"安慰剂"的效果，这意味着新药的疗效在实际情况下可能会更好。

8. 受试者的报告及配合程度可能会有偏倚，这取决于受试者治疗后的感受。

9. 治疗决策可能会因熟知治疗而产生偏倚，尤其是如果治疗团队对任何一种治疗都有先入为主的想法，如以下内容。

(1) 剂量调整。

(2) 受试者检查强度。

(3) 需要额外治疗。

(4) 关于治疗的热情与否对受试者态度的影响。

10. 如果治疗终点的判断是主观的，那么评估者的偏倚将造成盲选方案有更好的疗效。

11. 即使是所谓的"硬"终点通常也需要临床判断，如血压、心肌梗死。

12. 疗效可以客观评估。

13. 不会基于个人偏倚的建议而终止因"伦理"问题的试验。

14. 有时出于安全和伦理考虑，三盲研究很难证明其合理性。

15. FDA 不建议、不要求的政策。

九、主要和次要终点

主要终点和次要终点应在试验方案的目标部分明确说明[1]。研究设计的统计要素，包括样本量计算、中期分析的时间表，以及研究终点的统计分析计划概述，应在研究方案的统计部分详细说明[2]。主要结果的分析需基于理解意向性分析原则，即根据随机分组对数据进行分析[3]。

十、临床试验终点的选择

（一）临床试验终点的功能和特征

1. 列出与疾病过程相关的易于解释的终点。

2. 关注单个或有限数量的终点。

3. 主要终点是基于研究的临床结果或替代终点。

4. 确保终点无测量或评价误差。

5. 确保终点对治疗差异敏感。

6. 在合理的时间内保持终点可测量。

7. 区分主要和次要终点。

（二）如何去选择良好的主要终点

以下几点有助于选择良好的主要终点。

1. 终点必须能够确切反映处理效应的主要指标。

2. 必须熟知样本处理的频率。

3. 治疗效果必须具有可评估的临床意义。

4. 必须对所有受试者进行治疗结果的评估。

5. 必须准确、真实、客观地评估治疗结果。

十一、FDA 和 CE 认证研究中主要终点之间的差异

FDA 关键性研究和 CE 认证中主要终点选择的差异将在第 6 章中讨论。通常为了满足欧洲 CE 认证标志的要求，必须证明该器械的安全性且性能符合预期要求。若在美国销售 Ⅲ 类高风险（以及某些 Ⅱ 类）器械，必须要证明该器械是足够安全和有效的。有效性通常基于研究中最终显示的临床结果。

十二、SAP 和临床试验终点

主要终点或终点的统计分析计划的关键组成部分包括如何规范地分析结果。一般措施如下。

1. 二分类（是否发生该事件）

如受试者在 12 个月内是否出现抗肿瘤治疗的全部或部分反应。典型衡量标准是事件发生的比例（风险）、比率或概率，而治疗效果的衡量标准包括优势比，干预组和对照组之间比例（或比率）的差异。

2. 计数（在设定的时间段内该事件发生的频率）

如受试者在 30 天内癫痫发作的次数。典型的测量单位是比例（每单位 / 时间的计数），而治疗效果的测量包括发病密度比（类似于优势比）或与对照组的比率的差异。

3. 事件发生的时间（观察发生结果需要多少时间）

如晚期乳腺癌受试者的生存时间。这种事件的终点通常包含删失数据（即在随访事件结束时尚未观察到结果事件），并且分析涉及比较各组之间的"平均"相对危险度或风险比（跨研究时间）。

4. 连续变量的测量

包括血压和体温的测量，分析涉及对照组和干预组之间的差异。

5. 其他测量

其中包括有序量表，例如用于评估生活质量等级的量表就需要特殊的统计方法。在分析前应该对任何可能需要的数据转换进行讨论。这包括可能分组或分类数据（如生活质量分为良好、可接受和较差），以及"标准化"结果变量所需的数学转换（对数、平方根等）。通常情况下，若结果的数据分布失真，并且在数据转换后分布对称，从而满足用于进行比较的统计方法的假设，则可对结果进行数据转换 [4]。尽管通用统计检验的基本假设有所不同，但这些检验的基础都是假设结果（或结果的某种转换）或其他统计指标（如相关系数、风险比或优势比）将进行"正态"分布。另外还应报告如何科学地按照统计学方法对缺失的数据进行处理。例如，可采取直接剔除法，使用基线值或组平均值进行填补，或使用统计学理论进行估算 [5]。

此外，还应注意统计分析是采用单侧或双侧检验（有适当的依据），以及是否将多重比较进行任何统计调整。在报告随机试验的结果时，由于随机原则，针对主要结果的未经调整的分析将提供对潜在治疗差异一致的、无偏倚的估计，而这种分析通常应该是主要的比较。如果进行分层随机化，在分层亚组内进行相应主要分析可能同样适用。调整分层因素和（或）其他一些潜在的混杂因素的辅助分析能够进一步定义疗效，并且可以提供更有效的统计比较。

参数检验通常基于特定的分布假设（如正态分布）[6]。在临床数据分析中有一些常见的错误观念：如果样本量较小（＜ 30），或数据分布出现偏态（即可能不是正态分布），或正在比较的中位数，则需要使用非参数检验（如 Wilcoxon 秩和检验）。若出现上述情况，可以对数据进行形式检验以观察是否明显偏离正态分布，若发现数据未明显偏离正态性，通常基于正态分布的比较方法仍然作为首选。小样本（每组样本量少于 3 个）进行基于正态分布数据假设的检验也具有统计上的有效性。当然，如果有明确的证据表明数据不符合正态分布，则需要使用其他适合的检验方法（如"精确"检验或非参数检验）或进行适当的数据转换。最后，即使非参数检验也需要抽样总体符合一些假设。如果可以选择统计方法（即满足参数检验的假设），那么非参数检验的统计功效通常不如参数检验。（即如果实际结果存在显著差异，非参数检验不具有同参数检验相同的统计功效）。下一部分将提供统计分析方法的列表。

十三、用于临床试验的 SAP 组成部分

1. 应提供主要和次要终点及其测量方法的详细说明。

2. 应提供用于分析终点的统计学方法和检验的详细信息。

3. 如果不满足分布或测试假设，则需要提供其他可用的策略（如替代的统计方法）。

4. 应说明采用比较的方法是双侧还是单侧检测（若有必要，请进行适当的调整），并明确显著性水平。

5. 应明确是否对显著性水平或最终 P 值进行任何调整，以解释任何计划内或计划外的多重检验或亚组分析。

6. 应明确潜在的校正分析，并说明可能包括哪些协变量或因子。

7. 在试验开始前，需要确定任何计划内的亚组或亚组分析，以及该分析相关性的理由（如生物学原理）。

8. 应明确计划中的探索性分析并证明其重要性。

9. 生物学原理及研究内外的证据，支持不同亚组的效应。应提供整体

疗效与相关亚组观察结果之间相互作用的统计证据。

请记住预先设定好的亚组比临时定义的或多重比较的亚组更具有解释意义。

（一）SAP 的要求

1. SAP 是试验方案中明确定义的一部分，并且应在临床研究开始前获得批准。

2. SAP 应包括与临床研究相关的计划统计分析的详细信息。根据预期的研究结果计划分析，并应当以一致且可重复的方式进行。

3. SAP 应包含临床研究试验报告结果的详细要求和参数、报告输出的格式和内容，以及支持所进行分析的稳健性和敏感性的检验。

4. SAP 应包含检查建议和具体操作流程，其执行和完成将提高 / 确保分析计划及其相关数据的质量，同时防止研究不达标。

5. 对于每个主要和次要终点，SAP 应至少包括以下部分：①结果将如何测量；②分析前可能需要对数据进行转换；③使用适当的统计检验方法分析数据；④如何分析处理丢失的数据（科学层面和统计层面）；⑤是否进行统计推断，是否对多重比较进行统计调整。

（二）"P 值" 不是万能的

假设研究的主要终点的统计学显著性检验假设为 $P \leq 0.05$，试验结果为 $P=0.051$，因为结果没有达到预定的显著性水平，是否意味着试验失败？在得出结论之前，应注意以下几个方面。

1. 正向效能倾向于预设的显著水平。在这个例子中，$P=0.051$ 是一个显著的趋势。

2. 数据总体和其他支持的终点。

3. 产品的安全性。

4. 营销优势问题：简单性、易使用性和定价。

第 3 章（HeartMate Ⅱ 研究）举出一个略微不符合主要终点标准的研

究示例。尽管该研究未达到预设的主要终点的标准，但是因为该研究的结果与之前的其他研究没有区别，所以该器械已获得 FDA 的批准。在临床试验中达到主要终点很重要，但这并不是 FDA 批准试验设备的唯一考虑因素。如果您错过了主要终点，则无法被批准，然而，FDA 关注的是数据的整体性、数据的各个组成部分或组合，以及安全性问题。最终，FDA 希望所有研究结果都能准确地标注出来。

十四、临床研究人员在研究方案中的作用和责任

关键的研究人员在临床研究中的作用和职责总结如下。

（一）统计学人员

1. 确保研究方案和修订案清楚、准确地涵盖所有相关的统计问题。

2. 审查 CRF，以确保恰当地包含了主要和次要终点，以满足统计分析计划的要求。

3. 假如 SAP 有变，并且这些变化反映了临床研究试验期间采集到的数据的变化，统计学人员则需要与临床数据管理员合作以更新研究计划。

（二）临床研究团队

1. 进行临床试验并收集结果数据。

2. 向统计研究人员提供关于研究方案和 SAP 的相关数据。

十五、在研究过程中改变主要结局

主要终点是最重要的结局，因为它决定了试验的样本量，评估试验的主要目标，并且与主要的预期用途有关。但是在试验进行的过程中，有时

一些新信息的出现能够导致终点发生变化。这些新信息可能来自其他试验的结果、已经确定的更好的生物标志物或可以替代结果的指标。这些更改可以将最新的知识融入试验设计中。在研究开始后考虑修改终点前应考虑以下几个问题：第一，导致终点修改这个举措的原因是什么；第二，是否审查了终点的中期数据（或相关数据）；第三，谁在做出修改终点的决定；试验申办者是否有参与，或是否有外部的独立咨询委员会参与。

在评估是否修改终点时，是否能够独立地从试验中获得数据是重要的考虑因素。如果修改终点的决策与试验数据无关，那么修改可能是有价值的。通过保持决策和数据之间的独立性，一些试验在开始后成功地改变了终点[7, 8]。但是，如果改变终点的决策与试验数据无关，那么就存在一个严重的问题，因为任何一个新的终点都可能显示显著性趋势，而任何一个被放弃的候选终点都可能无法表现出理想的趋势。

为了评估终点的变化是否独立于试验的数据分析，研究者和审查者应提出以下三个问题。第一，导致终点发生变化的新信息的来源在哪里？如果来源于试验的外部，例如来自另一个试验的结果，那么终点的修改可能是可信的。第二，是否对试验的中期数据（或相关数据）进行了审查或进行了中期分析；如果尚未审查试验数据，则可能需要再次修改终点。第三，谁在做出修改终点的决定（如外部的独立咨询委员会）。有一点很重要，决策者必须完全不了解终点（或相关的试验数据）。因此，研究申办者、研究人员和数据监查安全委员会可能不适合对终点进行修改。

对终点的修改应记录在修订的协议和修订的统计分析计划中。应在修正后的研究方案中做出声明，说明终点的变化、在试验开始后终点修改的相关信息、终点修改的原因及决策的程序。给出的理由应解释为什么将终点从分析中排除，以及该决策是否独立于试验数据。

（一）次要结局

对次要结局的分析需要与对主要结局的分析一样进行，并在分析计划中提供充分的文件，说明如何实施这些结果。在完成研究之前，应指出需要进行进一步探索分析的必要条件，从而为这类分析的价值提供明确的科学依据。

（二）临床试验终点的描述

临床试验终点被认为有"软"或"硬"终点。这些终点的特征包括：并非所有的终点都可以分类；有些终点是有用的和可靠的，但需要一些主观性，病理终点就是例子；原则上应根据临床相关性和研究的样本量选择终点，该终点应有足够的能力检测临床意义上的差异。

1."硬"终点

(1)"硬"终点是定量测量，这些终点必须满足以下几点。

① 在研究方案中有明确的定义。

② 选择学术界公认的权威的指标。

③ 客观地评定。

(2) 例如死亡、疾病进展或复发的时间，以及一些实验室检查。

2."软"终点

许多终点与疾病的进行没有直接关系。因此，软终点无须受试者或医师进行主观评估，例如生活质量和症状调查表。

十六、主要和次要终点的定义

主要终点定义为"该临床终点能够提供足够的证据，能够在临床上对治疗效果进行充分分类，从而支持该治疗的监管要求"。次要终点定义为"一种治疗的额外临床特征，其本身不能单独证明临床疗效"。

十七、"复合"终点

复合终点是可能出现多种并发症的终点，例如死亡、心肌梗死或血运重建。当复合终点为可能发生的事情，使用时需要注意以下几点。

1. 减少样本量。

2. 确保试验具有临床意义并且与生物学相关（非致命性心肌梗死和心源性死亡）。

3. 通过病理风险创建潜在问题的层次结构：死亡＞心肌梗死＞血运重建；罕见事件与普通事件对比；如果生物途径不一样，事件可能会向相反的方向发展。

4. 跟进每个参与者的时间和审查信息。通常是通过事件—时间阐述来进行分析。

十八、替代终点

替代终点反映研究治疗的临床结果（替代标记物或中间终点）。

1. 当最终终点试验时间过长或成本过高时可以使用替代终点。替代终点试验通常较小，因为涉及连续测量和发生频率更频繁的事件。

2. 普遍接受的前提：①测量结果看起来准确可靠。②参与者能否接受侵入性检查和治疗，研究者能否接受成本和易用性。

（一）替代终点的示例

表 1-1 列出了在临床研究中使用替代终点的例子。

表 1-1 替代终点的示例

疾 病	最终终点	替代终点
心血管疾病	心肌梗死 心力衰竭 卒中	胆固醇水平 BNP 水平 血压
肿瘤 前列腺癌	死亡率 疾病进展	肿瘤缩小 PSA 水平
HIV 感染	AIDS/ 死亡	CD4$^+$ 计数
青光眼	视力受损	眼内压

BNP. 脑钠肽；PSA. 前列腺特异抗原；HIV. 人类免疫缺陷病毒；AIDS. 获得性免疫缺陷综合征；CD4$^+$. CD4$^+$ T 细胞

（二）替代终点的问题

Cardiac Arrhythmia Suppression Trial（CAST）研究了恩卡尼和氟卡尼对心肌梗死后心律失常抑制随机试验死亡率的影响[9]。心肌梗死受试者发生室性期前收缩是猝死的危险因素，但是抗心律失常治疗是否能够降低风险目前尚不明确。在这项试验中，抑制无症状室性心律失常被假定为因心律失常死亡的替代终点，但替代终点和死亡终点的结果相互矛盾。CAST研究评估了抗心律失常治疗（恩卡尼、氟卡尼或莫雷西嗪）对 2309 名无症状或轻度症状的室性心律失常患者的治疗效果。在招募的 2309 名受试者中，1727 名（75%）受试者通过使用以上三种药物中的一种，初步抑制了他们的心律失常（动态心电图评估），并被随机分配到药物治疗组或安慰剂组。在平均 10 个月的随访中，接受药物治疗的受试者死于心律失常的比例高于安慰剂组的受试者。另外，药物组受试者的死亡率（总数 730 例，死亡 56 例，死亡率为 7.7%）也高于安慰剂组（总数 725 例，死亡 22 例，死亡率为 3.0%）；相对危险度为 2.5；95% 置信区间为 1.6～4.5。这项研究得出的结论是，对于心肌梗死后无症状的室性心律失常受试者，不应使用恩卡尼或氟卡尼进行治疗，即使这两种药物最初可能对抑制室性心律失常有效。

1."理想"替代终点的特征

以下几点因素有助于选择理想的替代终点。

(1) 替代终点的变化与临床结果的变化密切相关。

(2) 替代终点在疾病的生物学途径中。

(3) 有很强的统计关联性。

(4) 能被尽早地测量，缩短完成试验时间（替代终点指标确定后疾病迅速发作）。

(5) 替代终点指标的变化应该快速和准确地反映出对治疗的反应（但对疾病的影响不能通过对替代终点的影响来预测）。

2. 临床研究样本量的确定

样本量的确定取决于以下几点。

(1) Ⅰ类错误率（α），一般取为 0.05。

(2) Ⅱ类错误率（$1-\beta$），一般至少在 80% 以上。

(3) 需要分析的终点。

(4) 用于分析终点的统计学方法。

(5) 预计在对照组中看到终点的估计值。

(6) 预计治疗组的改善情况（临床疗效，如死亡率降低 10%）。

(7) 测量终点的变量。

（三）待分析的终点

终点的评价可以采用以下形式之一。

1. 回答是或者否。

2. 连续答复。

3. 问卷调查数据。

4. 长时间随访的存活率。

5. 数周内对结局重复评价。

十九、减少研究的样本量

可以通过控制以下参数来减少样本量。

1. 允许Ⅰ类错误放大。

2. 允许Ⅱ类错误放大。

3. 提高人们期望达到的改进水平。

4. 选择一个更有效能的检测方法。

5. 对于二进制终点，选择一个最接近 50% 的终点，以便在对照组中观察到该终点。

6. 就生存终点而言，可以适当延长随访时间。

7. 就连续量数而言，可以通过减少结局的变异。

二十、定义终点测量的统计学参数

（一）以下统计学参数可用于评估结果

1. 参与该事件受试者的百分比。

2. 结果均值。

3. Kaplan–Meier 生存率。

4. 百分比比率。

5. 百分比差异。

（二）下列统计学专有名词可用于临床研究

1. 平均值，即一组受试者的平均值。

2. 中位数，即第 50 个百分点。代表一个样本、种群或概率分布中的一个数值，其可将数值集合划分为相等的上下两部分。

3. 方差，即衡量数据偏离平均值的程度。方差具体的计算方法是，将每个受试者的数据减均值，将差值平方，去掉负号，然后把所有这些平方差相加，除以 N（受试者总数），获得的每个样本值与全体样本值的平均数之差的平方值的平均数，即为方差。

4. 标准差，即方差的平方根。方差是平方后的标度，取平方根使其回到与原始值相同的比例。

5. P 值，即原假设为真时所得到的样本观察结果或更极端结果出现的概率。

（三）研究方案必须包括以下几个方面

1. 研究需要验证的假设。

2. 将用于假设的检验。

3. 显著性差异的临界值（Ⅰ类错误率）。

4. 对于主要假设，我们通常使用的临界值是 0.05。

5. 根据这个规则，如果我们完成研究中遇到 P 值接近 0.05（双侧），那么我们认为 P 值在显著性边缘，或者可以说有显著性差异的"趋势"存在。

6. P 值偏离 0.05 越远，我们就越可以认为它是真的有差异（$P < 0.05$），或者各组间真的没有差异（$P > 0.05$）。

（四）置信区间

95% 置信区间（confidence interval，CI）的定义：如果进行无限次的研究，那么 95% 的参数估计值将落在这个区间的范围内。

（五）P 值和 CI 的关系

1. 决定如何看待治疗效果（点值估计）。

(1) 差：15.7–14.2=1.5，即心肌梗死死亡率下降了 1.5。

(2) 百分比变化：1.5/15.7=9.5%，即降幅为 9.5%。

(3) 优势比（odds ratio, OR）：与安慰剂组相比，依替巴肽（Integrilin）组心肌梗死死亡率的 OR 值为 0.89。

2. 检验治疗效果并计算 P 值。

$P=0.042$，OR 值为 0.89 和 OR 值为 1.0 相比两者是不同的，或者两者间 1.5% 的差异显著优于 0。

3. 计算 95% 的置信区间用来确定效应量的稳定性。

(1) CI（0.794～0.996）不包括 1，但非常接近。

(2) P 值和 95% CI 是使用精确测量的数据计算出来的。

(3) 在研究中，使用相同的测量数据来估计效应量，通常结果中会出现相应的变异。

(4) 每一个 P 值表示结果单独归因于随机事件的可能性。

(5) P 值分别代表随机事件导致结果的可能性。

(6) 如果置信区间包含无差异的值（OR=1，差异 =0），则估计有超过 5% 的可能性表明差异是随机发生。如果没有，则发生的概率小于 5%。

(7) 如果其中一个界限是无差异的值，则结果随机出现的可能性约为 5%。

置信区间的宽度也代表实际效应值可能落在其范围内。

（六）解释结果的显著性

1. 效应量有临床意义吗？

2. 样本的同质性是否类似？

3. P 值与 0.05 有多接近？

4. 当其 OR 值为 1，差异为 0，或无百分率改变时，此时是否还位于置信区间中？

5. 置信区间的宽度是多少？

二十一、临床试验结果报告

以下是避免在报告临床试验结果时出现一些常见错误的建议。

（一）报告书写标准

1. 写出首字母缩写。

2. 定义统计数据的描述度量方法。

3. 明确分数范围（如 0 为最佳，10 为最差）。

（二）定义类别

1. 提供类别标题。

2. 如果分类是基于连续变量，则在可能的情况下明确阈值。

3. 报告可能的结果（例如，改善或未改善）。

4. 提供评估的时间段。

5. 提供有关如何确定改善或未改善的相关信息。

（三）结果列表

1. 定义行（计量资料或计数资料）和列（对照组或比较组），保持其逻辑一致。

2. 列出各组受试者的计量资料或计数资料。

(1) 测量类型和离散度测量要与报告数据一致。

(2) 测量单位必须与数值一致。

3. 给出绝对值和百分比（绝对值优于百分比）。

（四）测量结果信息的准确表达

1. 测量结果和描述标题应包括

(1) 测量方法和过程应尽可能详尽，以便读者了解试验内容。

(2) 如果分类，则应说明类别。

2. 表格中的数据应附有单位。

3. 要使查看该表的人理解这些数字代表的含义。

（五）不良事件报告

1. 使用不同表单报告"严重"和"其他"（非严重）不良事件。

(1) 不要在"其他"不良事件表中报告严重的不良事件。

(2) 如果可能，在"其他"表中注明严重程度，以区分"严重"和"其他"不良事件（例如，轻度、中度和重度）。

2. 如果无不良事件，请在"受影响总人数"的数据项中输入 0。

3. 区分程序和程序相关的不良事件。在一些外科手术试验中，术后30 天内发生的所有不良事件均被视为与手术相关的不良事件。

4. 区分设备相关和无关的不良事件。如果将不良事件指定为与设备相关的事件，则应在不良事件和研究产品之间建立因果关系。

二十二、优势与等效性试验

（一）优势与非劣效性试验

1. 优势设计　表明新疗法优于对照或标准治疗。

2. 非劣效性　展示新的治疗方法。

(1) 与标准类似。

(2) 如果将安慰剂组包括在内（对照），其疗效可能会超过安慰剂。

（二）非劣效性试验

1. 质疑新治疗方法（更简便或更便宜）的疗效是否与当前治疗类似。

2. 指定"等价"或非劣效性的界限。

3. 由于无法通过统计证明等价性，因此需要证明其差异小于特定概率。

4. 提供治疗敏感受试者的历史证据。

5. 如果样本量较小，则会导致检验功效降低，因而缺乏统计上的显著性，但这并不表示"等效"。

（三）Optimaal 试验

Optimaal 试验[10]（血管紧张素 II 受体拮抗药氯沙坦，是治疗心肌梗死的最佳药物），该研究的基本原理如下。

1. ACE 抑制药可以降低心肌梗死后高危患者的死亡率。

2. 选择性血管紧张素受体拮抗药是一种替代选择，它们能更彻底地阻断肾素—血管紧张素系统（RAS）。

3. 本研究以更合理的耐受性假说为基础。

4. 需要解决的问题是，在遵循 AMI 研究设计方案后，氯沙坦（50mg）在降低高危受试者的总死亡率方面是优于还是劣于卡托普利（150mg）。

5. 该研究被设计为双盲、随机、平行、由研究者发起、无安慰剂对照。

6. 研究结果为总死亡人数 937 例，其中氯沙坦组 499 例，卡托普利组 447 例。

7. 在丹麦、芬兰、德国、爱尔兰、挪威、瑞典和英国共有 5477 名受试者参与多中心研究。

8. 卡托普利是对照指标，其疗效已得到充分证明。

9. 卡托普利 50mg，每日 3 次目前被公认用于治疗 CHF。

10. 卡托普利作为一种非专利药物，被广泛使用。

研究结果　在本试验中，血管紧张素 II 受体拮抗药氯沙坦的疗效未能超过 ACE 抑制药卡托普利。卡托普利有降低总死亡率趋势的优势。据报道，共有 937 人死亡，其中卡托普利组有 447 人死亡（16.2%），氯沙坦组有 499 人死亡（18.2%），$P=0.069$，95% CI 为 1.13（0.99～1.28）。但是，值得关注的是氯沙坦的耐受性明显高于卡托普利。

（四）假说

氯沙坦（50mg）在降低前壁心肌梗死（onierior myocardial inforrciion，AMI）后高危患者的总死亡率方面优于或非劣于卡托普利（150mg）。

（五）研究方案设计

1. 双盲、随机、平行、研究者发起、无安慰剂对照。
2. 事件驱动（全因死亡人数 =937）。
3. 多中心研究（丹麦、芬兰、德国、爱尔兰、挪威、瑞典和英国）。

（六）卡托普利作为对照组

1. 卡托普利有很好的疗效。
2. 卡托普利 50mg，每日 3 次，目前被公认用于治疗 CHF。
3. 卡托普利作为一种非专利药物，被广泛使用。
4. 所需 95% 的功效有 937 例受试者死亡，并检测出 20% 的组间差异。
5. 根据 ACE 抑制药的随机对照试验，选择非劣效性差为 10%。
6. 通过意向性分析和 Cox 回归模型分析。

（七）灵敏度

(1) 区分有效治疗和低效或无效治疗的能力。

(2) 缺乏对灵敏度的分析，其可能有不同含义：优势试验不能证明试验治疗有优势，因此不能得出有效的结论。

(3) 显示治疗无效的非劣效性试验会导致错误结论。

实验性治疗与标准治疗的优越性试验测试，可以得出有统计学意义的结果，提示有无临床意义的改善或危害。

1. 非劣效性研究设计 [11, 12]：选择非劣效性界限

(1) 将非劣效性界限（M）设为估计值的一半 Δ。

(2) 为了方便 Δ 从先前的研究中获得 Meta 分析，FDA 建议将 M 设为

CI 下限的一半。

(3) 临床上根据事件发生率有无差异进行判断，这使得两种治疗方法不再是"等同治疗"。由于治疗等效性的定义不明确，公司必须事先与 FDA 会面，就非劣效性界限达成一致。

2. 选择非劣性界限示例

替罗非班和阿昔单抗是两种糖蛋白 IIa/IIIb 抑制药，在 TARGET4 试验 [13] 中，研究替罗非班预防经皮冠状动脉介入治疗（PCI）受试者心血管事件的非劣效性。主要终点是 30 天内死亡、心肌梗死（MI）或紧急血运重建。危险比的非劣效性界值定为 1.47，是阿昔单抗在 EPISTENT 试验中界值的一半。估计风险比为 1.26，其 95% CI 为 1.01～1.57。研究者对 33 个亚组进行分析后得出替罗非班低于阿昔单抗的结论。试验设计受到批评，因为一种能使事件发生率增加 47% 的药物在治疗上并不能等同于阿昔单抗。

同样，在 SPORTIF5 试验 [14] 中，华法林与西美加群在预防房颤患者卒中发生风险上进行非劣效性分析。同时，根据既往证据，研究者选择了 2% 的绝对非劣效性界限。华法林组（对照组）事件发生率分别为 2.3%（SPORTIF3）和 1.2%（SPORTIF5）。即使西美加群组中事件的发生率增加了一倍，但对照组的事件发生率较低，非劣效性界限允许得出非劣性的结论。

这些试验的共同主题是基于药物作用的非劣效界限比较，而不是符合治疗等效性的社区标准。作为对这些试验及其他试验的回应，FDA 开始对非劣效界限的选择采取更为保守的立场。这导致 FDA 统计学家提倡 95-95 或双样本置信区间的方法。在这种方法中，基于安慰剂对照试验的历史数据，M 设定为 Δ 的 95% 置信下限。在非劣效性试验中，相对于 C，T 效应的置信上限必须小于这个值。也就是 Δ 历史数据的置信区间不能与 pT-pC 的置信区间重叠。这一标准有时很难严格执行，更多的是直接取决于以往试验得出的范围。

在 PRoFess 试验 6 [15] 中，研究人员试图证明阿司匹林联合双嘧达莫相对于阳性对照组氯吡格雷用于预防卒中复发的非劣效性。按照接近 95-95 的方法执行，他们从氯吡格雷安慰剂对照试验中选择置信区间下限的一半作为非劣效性界限。这给出了风险比为 1.075 的非劣效性裕度。为了达到可控的样本量，研究者选择了另一种方法，假设 T 会使事件率降低 6.5%，也就是说，A+D 实际上要优于氯吡格雷。在试验中，观察到的事件发生率几乎相同 [9.0%（A+D）和 8.8%（C），RR=1.01（0.92～1.11）]，但数据不符合预先规定的非劣效性标准。

二十三、亚组分析

亚组分析将在第 2 章中详细讨论。在研究开始前，应进行亚组预分析，以防止数据"疏浚"或"拖网"。多种统计学检验方法应用于同一数据（例如亚组或不同结果）的效果是，即使没有真正的差异，但出现统计学意义结果的可能性也会大大增加。这种做法通常被称为数据挖掘（data dredging）。但是，只要预先指定了亚组分析，就无须在解释中增加科学合法性的分析。有许多策略可以确保亚组分析的可信度，即根据生物学原理，分别考虑亚组和研究中的其他受试者。如果缺乏强有力的生物学或临床证据来说明为什么该疗法在特定的亚群中会产生不同的效果，那么即使发现其具有统计学差异，也不作为支持依据。先前有证据或一些看法认为在一个亚组中出现不同的治疗效果是合理的。但是与其他病人相比即使该亚组中治疗差异具有统计学差异，也缺乏足够证据表明一个亚组中观察到治疗效果的差异可以成为假设而非确切结论。例如，与老年人相比年轻受试者有明显的治疗优势，我们需要对这种差异进行详细检查（临床和统计）后才能得出在年轻受试者亚组中具有真正的治疗获益差异的确切结论。多数研究常常不足以检测到这种相互影响；但是，当这种相互作用缺乏统计学证据时应坚决禁止该亚组得出任何差异性治疗效果的结论。因为研究该亚组可能存在治疗效果差异应独立于其他因素。例如，在一项检测胃癌化学治疗效果的试验中，如果观察到女性在干预后的生存时间长于男性受试者时，那么支持证据应该是与男性相比，女性对于治疗的缓解率更高，疾病无进展时间更长。亚组分析的常见缺陷为重点关注 P 值的大小和任意亚组的治疗效果，而忽略了随机性。其他因素，如检查的亚组的总数同样在确定观察到的不同亚组效果可信度方面起重要作用。就影响研究结果的真实差异而言，研究起始阶段亚组的确定比仅在分析时确定亚组更加可信。

亚组 Logistics 回归分析

当总体结果无效时，通常亚组的结论也不被接受，亚组的分析充其量只能是探索性或假设性分析。如果采用上述亚组分析进行多个亚组测试，则很容易得出假阳性结果。我们很难根据上述分析来解释 P 值。此外，如果在第二个对照良好的研究中没能重复结果，则不能排除亚组分析为假阳性结果的可能性。然而，申办者希望基于一个亚组受试者的请求批准，而这个亚组假设并没有作为一个感兴趣的假设在原始方案中进行检验。所有的亚组假设都需要在协议中说明，因此必须指定 α 的正确分配值。否则，这类事后亚组分析将夸大 I 类错误，从而难以解释这些 P 值。

二十四、ICF 面临的挑战

临床试验是在保护人权和人类尊严（《赫尔辛基宣言》）的基础上进行的。知情同意的指导原则如下。

1.《纽伦堡宣言》

(1) 受试者必须自愿同意。

(2) 受试者可以自由退出临床试验。

2.《贝尔蒙特报告》：尊重人

(1) 受试者是自主主体，应受到尊重。

(2) 知情同意必须是自由和自愿的。

(3) 弱势受试者需要给予额外的保护。

（一）保护人类受试者的联邦法规

1. DHHS 45 CFR 第 46–A 部分：对人类受试者的保护。

2. FDA 21 CFR 第 50 部分。

3. DHHS 附加法规 45 CFR 46–B 部分：孕妇，胎儿和新生儿的研究（2001 年）。C 分部：以囚犯为主体的生物医学和行为学研究（1978 年）。D 分部：以儿童为主体的研究（1983 年）。

（二）知情同意程序

《贝尔蒙特报告》的三项基本原则如下。

1. 接收全部信息。

2. 表现出完全了解。

3. 自愿同意参加。

（三）ICF 的基本要素

ICF 协议包含以下要素。

1. 拟定标题。

2. 报名人数。

3. 推荐人身份。

4. 邀请参加。

5. 目的、期限和程序。

6. 可预见的风险。

7. 预期收益。

8. 替代治疗。

9. 保密条例。

10. 工伤补偿。

11. 有关研究方案、治疗过程和人类受试者保护等问题可与联络人联系。

12. 自愿参与。

13. 终止受试者参与的可能情况。

14. 终止研究的后果。

15. 解释重要新发现的通知程序。

16. 预期成本。

17. 指定专人审核受试者记录。

（四）放弃必要元素的条件

可以基于以下因素获得 ICF 的豁免。

1. 风险最小。

2. 对受试者的权利和福利无不利影响。

3. 未经豁免，试验不能实际开展。

4. 受试者加入后应向其提供更多信息。

（五）撰写知情同意书的提议

1. 可读性

由于美国人的读写能力较差，为了便于阅读，ICF 建议如下。

(1) 易于理解。

(2) 以八年级阅读水平写作。

(3) 定义所有技术术语。

(4) 提供明确的信息。

(5) 举例说明。

(6) 突出关键术语。

(7) 明确研究目的。

(8) 讨论先验知识和信息。

(9) 使用心理图像。

2. 可理解性

建议使用以下提示增强对 ICF 的理解。

(1) 删除不必要的前缀和后缀来缩短单词或使用更简单的同义词。

(2) 注意：美式英语的平均可读句子长度不超过 17 个单词。

(3) 避免使用超过 30 个单词的长句。

(4) 如果大声朗读时不能一口气读完一句话，那么这个句子偏长，你需要添加标点符号！

(5) 组织视觉呈现。

① 在内容前设立主标题或简短问题。

② 使用主动语态并针对受试者建立个性化文档。

③ 使用的字体不小于 12 磅。

④ 请注意，纸张和印刷的质量会影响可读性。

⑤ 适当地使用插图来提高理解力。

（六）签署 ICF 文件

在签署知情同意书的过程中，受试者 / 参与者或合法授权代表（LAR）在收到有关研究信息后表明其参与的意愿。此外，可能还需要其他签名（例如 PI、证明人）。

（七）哪些人有同意权

此人必须具备以下条件：首席研究员（PI）或副研究员（AI）。如果是 PI 或 AI 以外的其他人员，则必须得到 IRB 的批准。

1. 了解知情同意程序。

2. 了解研究方案。

3. 确定受试者是否充分知情，并且是在自由和非强迫前提下做出的决定。

4. 识别和解决未决问题的方法。

（八）何时获得同意

在进行任意步骤之前必须获得受试者同意（筛选同意书）；满足协议资格标准（同意治疗方案）后，应给予足够的时间，让受试者与家人、朋友和其他医生讨论研究人员关于协议的内容。

（九）如何取得同意

通常，获得当事人同意的最佳途径如下。

1. 问答式的讨论方式。

2. 让有意愿的受试者有时间在同意之前查阅治疗方案。

3. 使用其他辅助工具。

4. 使用 IRB 批准的书面同意书。

5. 自愿同意，不受胁迫。

在获得签名后，将签署的原始文件归档到受试者的医疗记录中，并向受试者提供一份知情同意的副本。

（十）"简短表格"同意流程

获得同意的人必须具备以下几点。

1. 在讨论和问答的过程中要有证人和（或）翻译在场。

(1) 证人必须精通英语和当事人的语言。

(2) 证人可以担任翻译。

(3) 证人不能是受试者的家庭成员或关系密切的朋友（以避免出现来自家庭的胁迫或误解）。

2. 当前 IRB 批准同意书的英文版。

3. IRB 批准的"简短表格"同意书翻译成受试者的语言。

4. IRB 批准的同意书中列出的所有材料都要口头呈递给口译员，口译员随后将信息传达给受试者。

(1) 口译员不必逐字阅读同意书。

（2）如果口译员与受试者讲同一种语言，他／她可以直接向受试者提供信息。

（十一）知情同意过程中的伦理考虑

在设计或执行 ICF 时，应认真处理以下问题。

1. 如何衡量和理解某人的同意能力？

2. 如何保护弱势受试者？

3. 应该有多少信息，以及如何最好地呈现？

4. 如何保证受试者理解同意内容？

5. 自愿的定义是什么？

6. 如何避免不当影响？

7. 哪些表示同意的方式是可接受的？

（十二）知情同意程序文件

在受试者的病历中，应特别注明

1. 协议名称和编号。

2. 签署同意书的版本。

3. 审查并回答所有问题。

4. 谁获得了实际签名。

5. 同意书签署期间在场人员。

6. 确认已将副本提供给受试者。

（十三）再次获得受试者的同意

如发现涉及试验药物或器械的重要新资料（包括毒性）可能需要重新获得受试者的同意。

1. 研究者必须将新发现告知受试者，并确保他们仍然愿意参加临床试验。

2. 必须在医疗记录中记录受试者继续试验的意愿。

3. IRB 或申办者可能要求受试者签署 IRB 批准的更新同意书。

（十四）签署同意的弱势群体

弱势群体签署同意时，应谨慎处理以下情况。未满 18 岁的儿童必须签署 IRB 批准的最新同意书。

1. "同意"是指儿童对参与研究的肯定。

2. 主体不服从客体不能解释为同意。

3. IRB 可以放弃同意要求（基于能力的弃权）。

4. 儿童没有足够的能力参与决策。

5. 必须证明对儿童有直接益处。

6. 由 IRB 决定是否需要一份单独的同意文件，而不是儿童的口头同意 / 协议。

7. 儿童的口头同意需要在同意书上注明。

8. 需要考虑年龄是否合适。

9. 必须考虑到儿童的成熟度。

10. 疾病下的心理状态也是一个影响因素。

11. 理解和推理水平可受到以下方式的影响。

(1) 焦虑。

(2) 身体障碍。

(3) 情绪障碍。

（十五）在同意文件上签名

"简明表格" 21 CFR 50.27 和 46 CFR 46.117 已获 IRB 批准。这些表格应有以下信息。

1. 受试者签名。

2. 见证人 / 翻译人员签名。

3. 研究人员签名。

4. 见证人 / 翻译人员签名。

（十六）ICF 列出的例外情况

ICF 列出的例外情况可能包括以下几种。

1. 危及生命时必须使用供试品。

2. 受试者无法传达同意，或无法给予合法有效的同意。

3. 有足够的时间获得受试者法定代表人的同意。

4. 无法提供其他同等的替代方法或更好的挽救受试者生命的能力。

（十七）ICF 紧急研究计划的例外情况 [16, 17]

在紧急研究计划中，如果受试者拒绝同意，此时，FDA 可以放弃 ICF。

二十五、风险 / 收益分析

涉及人类受试者的每一个医学研究项目，在开展前都应仔细评估可预见的风险和责任，并与受试者或他人的可预见利益进行比较。这并不排除健康志愿者参与医学研究的可能性。(《赫尔辛基宣言》)

《纽伦堡法典》《赫尔辛基宣言》及《贝尔蒙特报告》在定义生物学伦理原则时均提出，如果受试者和社会的预期收益大于风险，才允许启动人类研究。临床研究的风险 / 收益率应由申办者、研究者、IRB 和审查监管机构确定。在研究方案或研究计划中应包含以下分析。

1. 由疾病或状况引起的风险。

2. 与替代治疗相关的风险。

3. 与试验产品相关的风险。

4. 试验产品的潜在利益。

5. 试验产品的风险 / 效益评估。

　　某些临床研究结果尚未得出对个体受试者（通常是健康的临床药物志愿者，如Ⅰ期研究）和医疗器械临床试验（如诊断器械）有直接益处，这是其面临的主要难题。为了说明其研究的合理性，就必须证明该研究对社会有明显的益处。

第 2 章　研究管理的挑战
Challenges to Managing the Study

　　临床试验是医疗器械或药物研发中花费最多的一部分。具有成本效益的临床试验管理系统可为临床操作和监管机构审批产品节省直接成本。

　　本篇讨论由研究数据管理产生的相关的依从性问题，它们将被纳入研究临床报告中。具体包括以下问题。

　　1. 方案偏离和缺失数据对研究结果的影响。

　　2. 治疗分析：每个方案的意向性分析。

　　3. 亚组分析。

　　4. 数据完整性和质量保证措施。

　　5. 不良事件的定义和报告。

　　为应对与这些问题相关的挑战，本章提出以下几组建议。

　　1. 关于如何处理临床试验中方案偏离和缺失数据的说明和建议。

　　2. 减轻缺失数据分析对研究结果的负面影响。

　　3. 使用某些研究分析的优点和局限性，例如意向性分析（可能包括整个研究人群）和方案偏离（失随访等）。

　　4. 涉及多个试验的亚组分析，特定亚组的统计检验力，以及在研究开始之前计划的亚组分析。

　　5. 数据完整性，以及使用质量测量以确保数据的质量。

　　6. 不良事件报告，包括详细说明、报告的时间周期，以及不良事件的上报部门。

本章为生物技术和制药公司、合同研究组织和研究现场的研究监查员、临床监查员（clinical research associate，CRA）、项目管理员和研究协调员提供了关于如何有效管理试验和解决挑战性问题的基本信息。本篇的数据管理部分详细介绍了收集、输入、检查和整理研究数据的过程；另外，本篇还提供了有关数据管理计划制定的指南。生物统计学和结果解释部分讨论了生物统计学在设计和进行科学合理的临床试验中的作用和重要性，还涵盖了对试验数据的解释。然而，本章的数据管理问题是从临床试验操作的角度来讨论的，不涉及具体的统计分析。具体的统计分析并不在本书的讨论范围。

一、通过放宽研究标准来增加受试者入选人数 [18, 19]

增加受试者人数是临床试验的基本要求之一，特别是当入选进展缓慢时。有以下两种方式可以增加临床研究的受试者人数。

（一）删除一项或多项入选／排除标准

在不损害受试者的安全性、稳定性、受试者群体或临床试验终点的前提下，研究标准的修订可以包括修改研究项目的年龄要求，或删除特定的预后基线因素。例如，临床研究中受试者的年龄范围可以扩大到 80 岁及 80 岁以上，除非有特殊的原因要求选择特定的年龄组。但应该注意的是，向 85 岁以上的受试者开放招募的临床试验通常会与不良事件增加有关。在这种情况下，不良事件增加可能不是由试验用产品造成，而是由老年组的年龄因素所致。仍然有一些临床试验开放招募的受试者年龄在 18—65 岁，此标准可以放宽以包括年龄更大的受试者，除非受试者的安全性、受试者群体或临床试验终点将受到影响。

例如，在心源性休克试验中，由于受试者不易招募，受试者的入选通常非常缓慢，若把排除糖尿病患者作为纳入标准可能会进一步影响试验开展。糖尿病患者约占心源性休克受试者的 25%，因此排除糖尿病患者会使可纳入研究的受试者数量减少 25%。如上所述，在入选／排除标准的修订不影响受试者安全性、受试者群体或临床试验终点的前提下，可以取消该标准的限制。

（二）删除一项研究方案的限制性步骤

某种药物的使用可能会成为研究方案的限制性步骤，尤其是在没有正当理由必须使用该药物的情况下。一些临床试验需要长期或无限期地使用药物。例如与药物洗脱支架一起使用的抗凝血药。在美国，医师倾向于使用波立维（Plavix）等抗凝血药，而在欧盟国家，出于经济原因，可能会使用阿司匹林（Aspirin）等抗凝血药。因此，在设计包括国际试验中心的全球性临床试验时，建议增加这些试验点的受试者入选率，在不损害受试者安全性的前提下，应考虑使用波立维的替代药物。

综上所述，放宽研究标准以增加受试者人数的建议是，在受试者的安全性、稳定性、受试者群体结构和临床试验终点不受损害的前提下，可以考虑放宽一项或多项研究标准。

二、遵循研究方案

使用人类受试者的研究应遵循已经批准的临床方案进行，以确保受试者的权利和安全性，有效性数据的质量和完整性得到保证。这些目标通过以下方式来实现。

1. 根据研究方案中的入选／排除标准选择受试者。

2. 遵循方案流程来治疗受试者。

3. 准确记录研究中的安全和疗效数据。

4. 准确记录和报告研究中的不良事件（adverse event, AE）、严重不良事件（serious adverse event, SAE）和意外不良事件（unanticipated adverse

event，UAE）。

5. 报告对方案的偏离和违反情况。

为了确保遵循研究方案，研究者应签署一份文件，表明他们遵守已经批准的临床方案。研究者和研究团队应在研究的受试者入选开始前参加启动访视培训。此次访视旨在对研究者和研究团队进行研究器械、临床方案流程和 GCP 原则的相关培训。

（一）方案遵循的实现

方案遵循要依靠以下几个方面。

1. 进行试验的现场研究者和研究团队。

2. 任命监查员或代表以确保研究合规的申办者。

3. IRB/EC 的书面流程和试验审查。

4. FDA 和其他监查人员对研究进行审查和检查。

（二）原始数据和分析数据

1. 视为原始数据的数据项目

(1) CT。

(2) 肺功能检查。

(3) 死亡证明。

(4) 病历记录。

2. 视为分析数据的数据项目

(1) 图形和表格中显示的"已处理"数值数据。

(2) 分析过程中做出的决定。

(3) 复杂的统计模型，通常包含汇总的数据。

(4) 评估结果对关键模型假设的敏感性。

3. 可重复临床研究的标准（表 2-1）

表 2-1 可重复临床研究的标准

研究组成部分	必要条件
数据	分析数据集的可用性
文件编制	充分编制可用的数据集、电子文件、软件信息和用于分析数据的程序
方法	用于访问软件、数据、图形的底层编码和表格的方法

三、与数据准确性和完整性相关的挑战

1. 临床研究中数据不准确或不完整的潜在领域包括以下几个方面

(1) CRF：临床研究结果中部分记录的改写更正。

(2) 不良事件报告：关于研究中不足之处的信息缺失。

(3) 方案偏离：入选 / 排除标准偏离，或者严重的方案遵循偏离。

2. FDA 的数据审计可能导致生物研究监测计划（bioresearch monitoring program，BIMO）的审查。可能产生的负面后果如下。

① 暂缓批准上市申请。

② FDA 拒绝考虑可疑数据或所有的研究数据。

③ FDA 发布 483 号警告信。这些信是针对研究申办者和（或）临床研究者的，信中的信息是公开的。

（一）诚信保留

如果 FDA 担心数据的完整性，它可以将公司置于"诚信保留（integrity hold）"状态。之后公司必须注意以下几点。

1. 停止一切研究。

2. 提交给第三方临床系统审计（类似于 BIMO 审计）。

3. 验证研究中所有受试者的所有数据。

4. 向 FDA 提交纠正措施方案（corrective action plan，CAP）。

5. 提交第二次 BIMO 审查以确保 CAP 得到充分实施。

6. 获得后续提交的第三方数据认证。

7. 获得确认提交数据准确的证明。

（二）注册诚信政策

1. FDA 停止审查申请。

2. 不接受新的审查申请。

3. FDA 援引注册诚信政策（application integrity policy，AIP）的公司名单可公开获得。

4. AIP 必须通过正式撤销。

(1) 审计。

(2) 纠正措施方案。

(3) 撤回提交。

5. 其他的 FDA 调查的可能来源如下。

(1) 刑事调查办公室（office of criminal investigation，OCI）。

(2) CDRH 的额外调查。

（三）研究中的原始文件

以下是临床研究中使用的原始文件示例。

1. 原始数据：原始记录中的所有信息，包括临床发现、观察结果。

2. 原始文档：原始的数据及记录，包括住院记录、办公室图表、实验室记录、受试对象的评估记录、药房记录、自动化仪器记录的数据、影像学资料和影像学诊断报告。

3. 病例报告表。

4. 通信记录：研究中心、IRB 和申办者之间关于严重不良事件或研究中的关键问题的通信记录。

5. 研究材料：研究方案、研究者手册、使用说明书、SAP 等。

四、数据分析

（一）意向性分析

意向性（intention-to-treat，ITT）分析是一种对采用随机分配治疗方法的研究组别进行比较的策略；无论受试者实际接受的治疗或其他试验结果如何，无论有无方案偏离，受试者是否依从或退出，均根据事先指定的研究组别进行分析[20-22]。因此，与那些只研究完全依从治疗方案的受试者的分析方法相比，ITT 策略通常会给出保守的治疗效果估计。ITT 容纳了在实际临床工作中很可能出现的受试者低依从性和治疗方案偏离[23]，从本质上检验了治疗方案，避免了因去除低依从性而导致的对治疗效果过度乐观的估计。

（二）符合方案集分析

有一种观点认为，只有充分依从试验方案的受试者才应该再被分析。依从性包括接受治疗、能获得有效测量及不存在严重违反方案的情况。这种分析通常被称为"符合方案集"分析（per-protocol analysis，PP）或"实际处理"分析（on treatment analysis）。这种分析方法引起的主要问题是，它可能会引入将部分受试者排除在分析之外所带来的偏离。因此，ITT 应始终被视为进行初步分析的理想方法，PP 可以作为二次分析的方法进行补充。但是，如果研究者做出不同的决定，则他们的选择必须是合理的，并应严格遵守规则。研究过程中可能出现的方案偏离和违反 PP 的例子如下。

1. 不符合入选和（或）排除标准的受试者被纳入试验。

2. 受试者被随机分配到治疗组 A，却接受了治疗组 B 的治疗。

3. 一些自愿退出研究的受试者。

4. 一些不按医嘱服药或不接受治疗的受试者。

（三）意向性分析的优点与局限

ITT 分析是首选的理想分析策略，除非具有充分的理由来选用其他不同的分析策略（例如，不合格的受试者比例过高）。

1. 优点

(1) 可以保持因最初随机治疗分配而产生的预后因素的平衡。

(2) 可以对治疗效果做出无偏离预估。

(3) 允许受试者的低依从性和治疗方案偏离，可以反映真实的临床情况。

2. 局限

(1) 对治疗效果的估计偏向于保守，因为受试者的低依从性会造成样本稀释。

(2) 在等效试验中（试图证明两种治疗方案之间的差异不超过一定范围），这种分析方法将倾向于得出等效治疗的结果。

(3) 如果有很大一部分受试者交叉到相反的治疗部门，分析结果则难以合理解释。

3. 理想 ITT 分析的要求

如果满足以下条件，则可以获得理想的 ITT 分析。

(1) 完全遵循随机治疗。

(2) 记录所有反应，无缺失数据。

(3) 完成了对所有受试者的随访。

（四）亚组分析

医师和监管机构均渴望知道是否有受试者亚组可能更多（或更少）地受到试验干预的影响。此外，监管指南强烈鼓励进行适当的亚组分析。亚组分析的结果也可以推动实践指南的修改。例如，在旁路血管成形术血运重建研究（bypass angioplasty revascularization investigation，BARI）的试验中意外发现，糖尿病患者血管成形术后死亡率几乎是旁路移植术后死亡率的两倍（P=0.003），随后美国国立卫生研究院即发布了临床警报[24]。在随机试验中，亚组分析所提供的有效信息则会受到检验的多重性和统计检验力低的限制。因此，我们希望确定受试者对试验中干预措施的不同反应，与我们的技术能力之间是否存在关系。关于临床试验报告充分性的调查一致发现，亚组分析报告的特点是实践性较差[25-28]。

（五）亚组分析中存在的问题

1. 多重检验的问题

当亚组的分组数很多时，统计结果必然会显示出其与试验干预措施之间的显著相互作用。根据定义，以 5% 为显著性水平进行的检验中，大约 5% 的检验会错误地报告亚组类别之间存在统计学上的显著性差异（即所谓的假阳性结果）。通过多重比较来评估随机分组可比性的试验证实了这一预测[29, 30]。在亚组分析中，如果某些因素（如性别、年龄、种族、中心、吸烟状况、疾病阶段和并存疾病）影响到结果，则得到假阳性结果的概率很高[31]。过度使用亚组分析也可能得出亚组间存在统计学上的显著差异，即使研究的亚组都没有接受任何干预[32]。在一些案例中，如 ISIS-2 研究发现阿司匹林治疗对双子座和天秤座星座的患者有轻微的不良影响，阿司匹林在首次（但不是之后）的梗死形成后发挥治疗作用[33]，这些亚组分析的结果可能会被拒绝，因为与当前对生物学机制的理解是相悖的。在其他案例中，如 BARI 试验[24]，亚组分析的结果是否有效只能通过额外的研究来确定[34, 35]。

2. 统计检验力的问题

大多数研究只招收了足够的受试者，以确保基本假设能够得到充分的验证。因此，对亚组的统计检验只能检测到对同一终点影响明显更大的因素。依从性的丧失，加上对多重检验的调整，会加剧统计检验力的降低[27]。结果，当单独检验时，许多亚组未能显示出在主群体中具有统计学意义的治疗效果；同时，研究亚群之间对治疗反应的真正差异（即所谓的异质性）也可能未被检测到。

3. 这些问题是否能被解决

尽管亚组分析通常缺乏统计检验力，但当重复使用来寻找许多因素（例如，性别、年龄、吸烟状况和血压）之间的差异时，它们往往会检测出虚假效应。因此，在需要将接受和发布假阳性的风险降至最低时，各亚组之间可能会观察到一些真正的差异[25, 27]。需要考虑的一点是接受亚组分析的结果是假设。然而，即使在专家中，意见也各不相同，从仅接受预先确定的有强有力的先验生物学原理支持的亚组分析[36]，到更为自由的观点，即如果正确执行和仔细解释，亚组分析可以在协助医生及其患者在治疗的选择方面发挥作用[37]。

4. 试验设计：是否正确定义了亚组

应避免基于随机化后测量的特征的亚组，如依从性，因为亚组的分配可能会受到干预的影响。同样，最好利用意向性人群，因为退出的原因可能在治疗组之间无法达到平衡。例如，药物不良事件可能是积极治疗组退出治疗的主要原因，这与安慰剂对照组缺乏疗效退出治疗的原因具有一致性[38]。

5. 亚组分析需要考虑的要点

(1) 亚组是否基于预随机化特征？

(2) 受试者错误分配对亚组分析的影响是什么？

(3) 在亚组分析中是否使用意向性人群？

(4) 亚组是事先计划的吗？

(5) 它们是根据现有的试验或生物数据计划的吗？

(6) 亚组效应的预期方向是否事先说明？

(7) 试验是否旨在为拟议的分组分析提供足够的权力？

(8) 分组分析的总数是否已宣布？

(9) 先验确定的分析与后验确定的分析有明显区别吗？

(10) 统计检验是否适合于基本假设？

(11) 异质性（即交互作用）的检验是否具有统计学意义？

(12) 对于多个检验是否有适当的调整？

(13) 是否适当地强调研究的主要结果？

(14) 是否根据目前的生物学知识和类似试验的结果讨论了亚组分析结果的有效性？

6. 在研究开始之前是否计划了亚组分析

一般来说，亚组分析应该预先并且有目的地对已知的生物学机制或对先前研究的结果了解后再加以定义。理想情况下，亚组的选择和亚组差异的预期方向应该在试验协议中得到证明。如果对特定的亚组分析非常感兴趣，则可以在试验中设计足够的功能来显示结果，例如，通过使用扩展的终点进行亚组分析。在另一个极端，对于一旦数据集被检查后就决定进行的亚组分析应持怀疑态度。在这两个极端之间是中间的情况，例如发生在 BARI 试验中，尽管不是最初计划的，但还是根据其他研究的结果在试验过程中决定了亚组分析（研究者仍然对 BARI 的临时结果不知情）[15]。

7. 报告

研究报告应包括评估所报告的亚组分析有效性所需的所有信息。特别应该声明亚组分析的数量，因为这将使读者能够评估是否正在处理多个测试的问题。应该清楚说明分析计划的先验及选择它们的理由。摘要数据，包括所有亚组分析的事件编号和分母，甚至不感兴趣的数据，都应该包括在内，因为这将有助于今后对数据进行 Meta 分析，并有助于防止出现偏倚[39]。

8. 统计分析

一些研究者通过对感兴趣的亚组的观察结果进行制表，而无须进行任何正式的统计分析，从而避免了检验的多重性问题。这些数据可以用于 Meta 分析[40]，但有一个缺点，即研究者可能无法发现并引起人们对人群中重要异质性的关注。

所使用的统计方法应适合被检验的假设。对治疗效果进行亚组特异性检验的通常做法是有缺陷的，因为检验的假设是错误的。而应该检验的假设是一个亚组的治疗效果是否与整个人群的治疗效果有显著差异。在一个亚组中对具有统计学意义的治疗效果进行测试会受到小样本量的限制。分析亚组间的反应异质性时，合适的检验方法是交互作用检验。最后，文章应说明所使用的统计检验是否包括对多重性的调整。

9. 亚组分析的解释

由于亚组分析检测疗效的能力比主要研究低，因此试验报告（尤其是摘要或结论）应强调总体结果。考虑到进行多个亚组分析时存在假阳性结果的风险，即使在试验中，亚组特异性检验显示出显著的（$P < 0.05$）或暗示性的（$P=0.05$ 至 $P=0.10$）的治疗效果也不足为奇，尽管总体上试验没有这样的结果 [25, 28]。研究者往往倾向于强调特定的亚组分析 [25, 28]。例如，在一项试验中，有人指出，心肌梗死后的心理社会护理干预对女性（$P=0.064$）有害，而对男性（$P=0.94$）无害，尽管该干预并未影响整体人群的生存 [41]（交互作用检验不显著 [25]）。一些参数可以用来支撑亚群效应的有效性（见 BARI 试验和 Rathore 等）[42]。

1. 在另一项独立研究中重复。

2. 存在剂量－反应关系。

3. 在研究中的独立样本中，在单个位点内观察的重现性；在单个研究点范围内，研究的独立样本中观察的重复性。

4. 生物学解释的可用性。

在这些参数中，第一个可以提供最有力的证据。例如，尽管 BARI 研究发现，在整个人群中，旁路移植术或血管成形术后的生存没有差异，亚组分析发现的有效性得到了其他研究的支持 [24]。在另一项研究中，有关地高辛的使用与妇女死亡风险显著增加相关的报告可靠性（$P < 0.014$）被以下事实削弱了 [43]：该研究是事后分析，其动机是"生物学怀疑"，而不是早期试验中的暗示性发现。然而，对后验（探索性）分析结果的生物学解释几乎没有什么意义 [26]。

（六）由于亚组分析而产生的具有挑战性的问题

应该注意的是，当总体结果未能显示出有效时，通常亚组分析的发现是不可接受的，亚组分析充其量只能是探索性的或假设生成的分析。当进行多个亚组分析时，很容易在这种亚组分析基础上做出假阳性的声明。我们不知道如何根据这种事后分析来解释 P 值。此外，如果没有在第二个对照良好的研究中重复结果，则不能排除亚组分析为假阳性结果的可能性。

尽管负责人可能希望基于受试者亚组获取批准，但该亚组分析假设必须作为感兴趣假设并在原始方案中进行检验。任何亚组假设都需要在协议中说明，因此必须指定 α 的适当分配。否则，这种事后分组声明将增加 I 类错误的风险，并很难解释这样的 P 值。

五、数据完整性

数据质量取决于产生数据的人。高质量的数据是精确的、易读的、完整的和原始的。

数据完整性是指数据的整体质量。数据的处理影响研究数据的维护、分析和解释，并应在研究的 SAP 中详细说明。在美国，临床试验数据在市场批准研究后存储两年；其他国家对数据存储时间长短可能有不同的要求。

数据管理系统应负责以下内容。

1. 病例报告表（case report form，CRF）设计、开发和评审。

2. 标准或定制数据库的设计和开发。

3. 独立的数据输入、查询管理和数据质量审核。

4. 自动编辑检查以确保数据完整性。

5. 整个研究过程中的日常管理报告。

6. 提供干净的数据文件和全面的文档。

六、使用 Meta 分析研究的标准

临床研究中 Meta 分析用于支持或拒绝特定的研究假设。理想情况下，研究的选择需要将数据与类似的设置分组，如适应证、患者人群、患者随访和终点。由于随机对照试验被认为是临床试验设置的黄金分割，使用 Meta 分析研究的标准可以包括排除非随机对照试验。临床预后终点是临床试验中的首选终点，因此非临床预后研究通常被排除在 Meta 分析研究之外。此外，在 Meta 分析过程中，不同研究之间的类似设置也很重要。类似的设置包括类似的随访、类似的预后终点、可比终点的时间段等。选择 Meta 分析研究的标准见图 2-1。

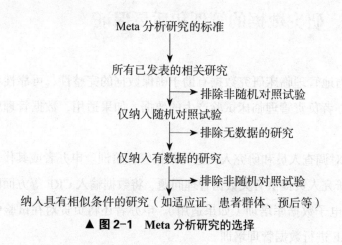

▲ 图 2-1　Meta 分析研究的选择

七、谁有权限获得临床试验记录

1. 申办者。

2. IRB/EC。

3. 监管机构。

以下办法可用于保证临床研究数据的完整性。

(1) 临床试验申办者关于建立和运行临床试验数据监测委员会的指导意见。

(2) FDA 关于数据监查委员会在监督临床试验中的角色、职责和操作程序的最新指南草案。

(3) 更新的 FDA 指南提供了关于申办者向数据库提交严重或危重疾病临床试验信息的建议。

(4) 人类研究保护（office for human research protection，OHRP）合规活动更新后的法案。

(5) OHRP 涉及重大发现和不合规问题的合规性监督活动。

八、研究数据的管理和质量保证

适当地管理临床研究数据有助于确保数据的完整性、可靠性和可处理性。申办者负责管理临床试验产生的数据，如果适用，数据管理应包括以下流程。

(1) 对调查人员和研究人员进行数据管理培训。申办者或其代表将向调查员和研究人员提供有关数据管理问题、将数据输入 CRF 等方面的培训。

(2) 电子数据库培训（如果适用）。申办者还将负责对在试验中使用的电子 CRF 进行数据管理培训。

(3) 数据录入。向数据库系统输入数据由申办者验证和管理。

(4) 核心实验室和成像测试中心的数据库处理。这项研究的发起人将管理从核心实验室和成像中心收集的数据在研究中如何被处理和被加工。

(5) 不良事件（adverse event，AE）报告的数据管理。AE 报告的数据管理包括 AE 的编码和报告 AE 的所有方面。

(6) 数据的机密性和隐私性。研究数据的机密性和隐私性必须在整个试验过程中进行管理，例如，通过使用特殊 ID 号识别受试者。

(7) 数据库锁定。在特定研究完成后，应锁定数据库（不能将新数据输入数据库）。

(8) 数据库验证。指的是用于验证数据库的方法，如双重数据输入和所用软件的验证。

(9) 质量保证措施。独立审核用于验证质量保证体系的存在（例如，研究监测）。

监控 GCP 依从性的临床试验的指南如下。

(1) 确定并定义 GCP 的规则和要求。

(2) 确定申办者、监查员、研究者和 FDA 与临床试验质量相关的基本角色和职责。

(3) 了解 GCP 如何影响临床研究进展并确保 GCP 得以实施。

(4) 明确实施临床试验的法规、原始文件和记录保存要求。

(5) 确保数据和支持文档准确无误，并且可供检查。

(6) 遵守知情同意和人类保护要求。

(7) 了解如何在临床试验中检测和预防欺诈及不当行为。

(8) 了解如何管理 FDA 有关的 GCP 检查。

九、缺失数据分析

（一）缺失数据分析的示例：数据填补

临床研究中数据缺失的原因各不相同，受试者可能会退出研究，一些人由于治疗失败或成功而放弃，其他人则可能由于搬家。当测量数据丢失的是基本数据和失访时，缺失的数据可能会对研究产生负面影响，影响从最小到损害研究结果。请记住，丢失的数据违反了严格的意向处理原则，并可能影响每个协议的分析。必须要注意的是，缺失的数据违反了严格的意愿—治疗原则，并可能影响按协议进行的分析。

（二）数据丢失对研究结果的影响

1. 研究效力

临床研究的成功与否取决于决定研究主要结果的测量统计。因此，由于数据不完整，可用于主要结果的有效评估的数量减少，可能会降低该研究的预期统计可信度。

2. 受试者数量

可能由于治疗失败或治疗效果极佳而无须进一步的治疗等其他原因，临床研究受试者会中途退出研究。类似事件的发生会极大地减少研究的受试者数量。

3. 偏倚

可能由于数据的缺失，研究中将存在偏倚，这可能会对治疗效果的估计及对试验组的比较产生影响。

（三）缺失数据的处理

1. 缺失数据的插补

当因为忽略缺失数据而不能对原始数据进行统计分析时，研究者可以对缺失的、未记录的数据进行估算。显然，这种做法会影响研究的可信度并引入偏倚。插补数据的方法主要是对数据分析的最佳和最差设想的估算。最佳设想是直接估算并补充研究中缺失的数据；最差的设想是将缺失的数据视为负数据。另一种估算缺失数据的简单方法是用其他来源得出的数据值来替换未记录到的测量值。

2. 避免丢失数据[44]

(1) 处理丢失数据的最佳方法是预测受试者的退出情况，由此在研究设计中扩大样本量以弥补中途退出、随访失败或撤回同意的受试者所带来的偏倚。

(2) 对于缺失数据的敏感性分析有助于理解不同的缺失数据对研究结果的影响。

(3) 在研究之初就考虑可能出现的数据分析最佳和最差设想。

(4) 考虑之前研究的整套分析结果。

十、跨研究中心的数据检查 [45]

在医疗器械类的临床试验中，医生在使用时的经验可能会对多中心之间器械效果造成差异。其他原因可能还包括参与者的数量、对参与者的管理及具体方案实施的差异。需要科学可靠的解释来说明多研究中心之间数据的差异。当进行多中心研究试验时，这部分的分析也变得很重要，尤其当包括国际研究中心时，更应考虑到各中心之间的数据差异或其健康系统的质量。此外，对研究中心的数据进行检查，可能会得到与其他中心数据不一致的结果。数据的变化可能是由于极端情况，因为与研究中的中心相比，其他中心额外录入的受试者具有更多的预后基线特征。跨站点数据检查的第一步是对这些数据进行可视化检查；然后，可以使用其他复杂的统计程序检查和验证跨研究中心的数据池。至少，数据在多中心之间的差异需要一个良好的科学解释。

（一）多元分析 [46]

多元或回归分析用于检测数据集时间点变量的影响，例如年龄、性别和基线预后参数（糖尿病、高血压等）对特定结果的影响。这种分析有助于确定研究中的某些风险因素。试验组中，对于这些危险因素的标准化可以消除相关的偏倚。

（二）临床研究中早期终止的案例

临床研究的早期终止通常是由于研究结果提示了对受试者超出预料的不良反应或巨大益处。其中一个例子就是因临床上使用 β- 胡萝卜素和 α- 生育酚（a beta carotene and alpha tocopherol study，CARET）[47] 而对研究受试者造成意外重大不良事件。CARET 的临床研究发现，服用这种补充剂的受试者死于心血管疾病的风险增加了。在停止使用 β- 胡萝卜素后不久，这种风险在男性中消失，尽管女性吸烟者的风险似乎持续升高。研究的干预阶段早在两年前就停止了，当时发现服用补充剂的试验组肺癌发病率比安慰剂组高 28%，死亡人数比安慰剂组高 17%。服用补充剂的人死于心血管疾病的风险比服用安慰剂的人高 26%。

相比之下，阿托伐他汀糖尿病协作研究（collaborative Atorvastatin diabetes study，CARDS）[49] 比较了 2800 例无明显心脏病的 2 型糖尿病患者使用阿托伐他汀（Lipitor®，辉瑞公司）与安慰剂的治疗效果，由于在治疗的患者中，致命和非致命性冠状动脉疾病事件，卒中事件，以及实施冠状动脉血运重建手术的发生率极低。这项研究的中期分析结果提示治疗具有实质性增益。

十一、不良事件报告面临的挑战

（一）不良事件的识别

1. 在方案、手册中阐释不良事件

当不良事件发生时，最难解决的点在于 PI 要提前预判并识别该事件。大多数的不良事件是在研究人员巡视期间发现的，因此研究人员必须有足够的经验来确定可疑的不良事件。为了使研究人员更容易发现不良事件，申办者应指导研究人员阅读不良事件报告、方案或研究人员计划手册。例如，研究人员是否应该搜索所有可能发生的不良事件？或者仅仅报告与研究产品或治疗疾病相关的特定不良事件？研究人员是否报告与该疾病相关的不良事件？还是完全拒绝报告不良事件？手册应列出所有可能发生的不良事件案例。研究者手册是一份文件，提供了关于研究药物的更完整的背景信息（对产品的物理、生化、药物特性和人体代谢的调查），包括对产

品可能存在的风险及相应的指导。

2. 收集不良事件相关信息

关于不良事件，研究人员需要报告什么类型的信息？

(1) 不良事件的描述：不良事件的描述基于受试者的症状和体征。体征是医生看到的，包括实验室检查和影像学结果，症状是受试者的主观感受。描述不良事件最好是要根据事件本身的具体情况。

(2) 不良事件的严重程度：确定不良事件是否严重是基于对不良事件组成部分的识别。严重不良事件是指导致受试者死亡、生命濒危住院或长期住院，需要采取干预措施以防止残疾或永久性损害发生先天性异常或出生缺陷和其他重症监护医疗事件。通常对研究中的每一个严重不良事件都会进行描述，包括受试者的性别、先前存在的风险因素、规程或条件的类型、规程日期、严重不良事件发生的原因、结果和解决方案。

(3) 预期的不良事件：预期的不良事件是指在方案、IFU 或研究者手册中列出的事件。意外器械不良反应（unanticipated device adverse effect，UDAE）是指与器械相关但其发生频率或严重程度高于方案中所述的严重事件。

(4) 与研究产品或研究方案的相关性：研究人员应尽可能描述不良事件与研究产品或试验方案的关系。研究结果或试验方案之间的因果关系应尽可能由研究人员确定。

(5) 不良事件的解决：应记录不良事件的发生时间和结果。这包括开始日期、停止日期及未解决不良事件的现状。除了记录不良事件的结果外，还应记录后续不良影响。

(6) 不良事件的严重程度：不良事件应分为轻度、中度或重度。

① 轻度：短暂或轻度不适，无活动限制，无须医疗干预或治疗。

② 中度：轻度至中度活动受限，可能需要一些辅助治疗，不需要或只需要很少的医疗干预或治疗。

③ 重度：活动明显受限，通常需要辅助治疗、医疗干预或治疗，可能需要住院治疗。

（二）严重不良事件对比重度不良事件

重度的不良事件可能不被视为严重不良事件。例如，重度的头痛可能并不严重。

通常用以下源文件来识别不良事件。

1. 住院记录、医生记录和护士记录。

2. 患者日志。

3. 评估表。

4. 伴随用药的适应证。

5. 异常的实验室结果。

6. 失访记录。

7. 退出的原因。

（三）严重不良事件回顾

临床研究的申办者负责审查研究中发生的严重不良事件，以确定是否存在严重不良事件。在某些研究中，采用盲审流程，由两名独立的审查员按照研究方案和程序对不良事件进行审查。如果两个审查员存在差异，则由第三位独立审查人员对该事件进行评审，该评审人员的意见将优先于其他两位评审人员对严重性确定的意见。

（四）不良事件分析

研究期间发生的不良事件汇总在频率表中，该列表出了不良事件的数量、每种类型不良事件不同参与者的数量，以及按体系和治疗组的不良事件发生率。在每个体系类别中，针对 ITT 和可评估分析数据集的分析计算事件的相对风险及 95%CI。

（五）关于不良事件报告时间的说明

应告知调查人员报告某些不良事件的时间，以及向谁报告这些不良事件。

1. 申办者应该明确时间范围，例如，调查者必须在得知所有严重不良事件 24 小时后向申办者报告。

2. 事件发生 10 个工作日内，须向申办者提交完整的书面报告。

3. 研究人员必须立即将 UDAE 全面报告给主办方，并在得知该事件后的 10 个工作日内向申办者提交该事件的完整书面报告。

4. 申办者必须在得知这些事件后的 10 个工作日内向 FDA、所有参与调查的研究者和所有审查的 IRB 未预见的器械不良反应进行全面报告。

5. 申办者应说明在特定时间段后是否将严重的不良事件报告给 FDA。

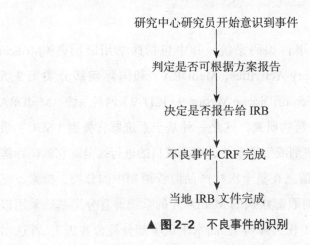

研究中心研究员开始意识到事件

判定是否可根据方案报告

决定是否报告给 IRB

不良事件 CRF 完成

当地 IRB 文件完成

▲ 图 2-2　不良事件的识别

6. 如果不良事件对研究中的患者造成不合理的安全风险，申办者应说明终止研究的时间。

7. 申办者应在 10 天内或按照美国各州或欧盟成员国的要求向主管部门报告严重不良事件。

（六）报告不良事件的挑战

1. 在产品批准后阶段，为提供 SAE 信息而建立的系统（如 MedWatch）

可能会导致漏报和报告不完整。MedWatch 要求临床医师认识到某一医学问题可能导致对某一产品的不良反应，知道如何及在哪里获得报告表格，并投入大量时间撰写必要的信息。执行这些任务可能会导致严重漏报或不完整的报告。

2. FDA 要求研究发起人或研究者在 10 天内向 IRB 报告意外的问题。有许多原始尚未分析的已接收信息的实例在 FDA 指定的窗口中报告。

3. 随着跨国临床试验的增加和大量的医疗产品在许多国家获得批准，公司需要将其安全程序和监管报告全球化。

十二、不良事件编码系统

目前有数种不良事件编码系统，其中包括医学用语词典（Medical Dictionary for Regulatory Activities，MedDRA）和国际疾病分类第 9 版（International Classification of Disease Version 9，ICD-9）两种系统。MedDRA 系统被 FDA 广泛用于药物研究，这是一种基于系统器官类别（SOC）最高级别的术语，并按解剖或生理系统、病因或目的进行区分。它的国际医学术语旨在支持医疗信息在整个医疗产品监管周期中的分类、检索、呈现和交流。例如，针对眼部疾病的 MedDRA 的系统器官分类基础采用以下形式：高水平组语（视力障碍）、高水平语（部分视力丧失）、首选术语（视物模糊）、低水平术语（逐字无法集中）。汇总表通常包括 SOC 和首选术语（不良事件患者的百分比）。该系统还可以集成来自多个试验的数据。

临床方案详细描述了研究背景、目的、目标、设计和方案。方案偏离是指与已批准研究的预期行为有出乎意料或无意的差异或偏离，与当前的研究方案、同意文件或研究附录不一致。

方案偏离或违规分为严重违规和非严重违规，具体如下。

1. 严重违规包括影响受试者的安全、权利、福利或研究和结果数据的完整性的偏离。只有在紧急情况下才允许方案偏离，以确保受试者的安全。潜在严重偏离（即可能使受试者面临极大风险）的具体例子有：以不正当方式获得知情同意或未获得任何同意；受试者在没有满足资格标准和事先未经申办者批准的情况下登记；研究药物或剂量没有按照协议进行管理，从而增加了受试者受到伤害的风险；以及未经授权将个人健康记录带离试验现场。

2. 非严重的方案偏离是指不影响受试者的安全、权利、福利或研究和结果数据的完整性的偏离。非严重方案偏离的例子，包括错过门诊访视和在访视窗口外进行的研究访视，这两种情况都不影响研究结果。

3. 偏离报告通常在持续审查时转发给伦理委员会（Ethics Committee，EC）。发送给伦理委员会的偏离报告应包括研究偏离的说明和纠正措施计划，以防止再次发生。对于行业赞助的研究，申办者可以在每个病例报告表中保留针对患者的偏离和违规记录。

4. 有时在研究的监测访问中发现方案偏离。监测报告应反映方案偏离和纠正措施计划，以防止进一步的违规。

5. 方案违规报告必须包括对方案违规的描述、对患者安全的任何妥协的注释、任何其他安全问题的记录、与申办者就研究方案和预期结果的联系的记录，以及针对事件的行动计划的描述。

方案偏离的例子如下。

(1) 改变程序以消除对研究对象的直接危害。

(2) 无论是否由申办者同意，纳入了不符合方案入选/排除标准的受试者。

(3) 用药或干预错误（即错误的药物或干预，错误的药物剂量）。

(4) 在特定的研究干预程序或研究干预时间上的无意偏离，可能影响与研究相关的干预或试验设计的安全性或有效性。

(5) 违反机密性或隐私性，在不适当的环境中或在不需要了解的情况下或通过数据曝光（如计算机安全漏洞、不安全的文件）泄露有关受试者的机密信息。

(6) 严重偏离同意程序。

十三、方案偏离报告

方案偏离报告必须由主要研究者或研究指定代表填写并签字。报告必须包括以下项目。

1. 对偏离进行描述，并解释导致偏离的原因及由此产生的问题。

2. 偏离是否影响了研究的科学完整性。

3. 偏离是否增加了研究对象的风险或风险的可能性。

4. 描述为纠正 / 解决偏离引起的问题而采取或将要采取的措施。

5. 描述确保将来不会发生类似偏离的计划。

十四、最终研究临床报告中的不良事件报告

对于不良事件的综合分析，所有事件均要在研究过程中、研究完成后的 7 天、30 天，以及第 3、6、9 和 12 个月或更长时间的较长随访期内进行分析。这种分析方法有助于确定不良事件与产品或方案之间的关系，也有助于识别在长期随访中可能与产品或方案有关的罕见不良件。

此外，还应在随访期间确定不良事件是新发的还是持续的，例如，如果不良事件在术后 7 天被描述为肾衰竭（血清肌酐升高到 2mg/d 以下），以及在 30 天的随访中是否继续观察到同样的不良事件。肾衰竭被认为是一个持续的不良事件，而不是新的不良事件。

十五、美国与欧盟定义和报告不良事件的差异

对于不良事件的严重性或严重程度，美国法规和欧盟标准在措辞上有所不同。欧盟法规（EN 540）根据不良事件严重程度分级（轻度、中度、重度、濒危）来处理不良事件。该标准定义的严重不良事件满足了 FDA 器械研究临床豁免（investigational device exemption，IDE）中列出的关于严重不良事件几乎相同的条件（导致死亡、住院、长期住院、需要干预治疗、导致先天性异常、恶性肿瘤或后遗损害）。美国 IDE 法规使用术语"严重"来定义上述情况。许多资助方都根据严重性和严重程度来识别和描述不良事件。

十六、不良事件报告的挑战

以下是不良事件报告面临的挑战。

1. 不良事件普遍少报、漏报。

2. 许多报告的信息不完整。

3. 研究人员很难确定所涉及的具体器械

(1) 患者没有被记录。

(2) 器械缺少唯一的标识符。

(3) 产品或器械经常修改。

4. 未按说明书使用器械。

5. 器械转向家庭使用而非专业使用。

十七、临床试验中的偏倚最小化

在临床试验中，应采取某些规程或预防措施，以防止或至少尽量减

少偏倚。

1. 标准化结果评估和客观终点的使用。使用客观可测量的研究主要终点是避免数据偏倚（降低死亡率、提高生存率等）的最佳方法之一。这些终点反映了与所选受试者人群有关的研究临床结果。在某些研究中，可以选择反映总体临床结果的替代终点（例如，降低糖尿病患者的血糖，或降低高血压患者的血压）。

2. 为整个研究选择一个独立的核心实验室。这应该通过修改对测试报告的解释来尽量减少偏倚，例如使用核心实验室评估研究中的成像测试。

3. 将参与研究的受试者随机分为对照组（给予安慰剂或标准护理疗法）和实验组（给予研究产品）。随机化对于获得相等的组规模和组间干扰因子基线特征的分布是很重要的。

4. 采用双盲设计。参与试验的受试者和治疗医生对治疗都是不知情的。双盲设计是在试验中消除偏倚的一种非常有效的方法。

5. 在试验过程中成立专门的研究委员会。例如，数据安全监查委员会（Data Safety and Monitoring Board，DSMB）或临床事件裁决委员会（Clinical Event Adjudication Committee，CEC）。这些委员会有助于保证在研究过程中对于严重和重大不良事件的定义准确公正。

6. 评估不同研究中心的数据，以了解研究人员的培训和经验，以及每个研究中心的护理标准的差异。

第3章　历史对照的选择

Selection of Historic Controls

在医疗器械关键临床试验中，选择"历史对照"代替活性对照组在临床研究设计中仍然是一个具有挑战性的问题。尽管随机临床试验（randomized clinical trial，RCT）被认为是金标准，但在某些情况下，这种设计的使用可能是不必要且不合适的，甚至是不可能的。例如，在某些试验中，随机临床研究的使用因为对照组的患者面临风险，可能会引起严重的伦理问题。此外，如果需要进行重大干预，例如在危及生命的情况下，需要降低死亡率，可放弃使用 RCT。最后，不建议在需要长时间随访观察器械效果的情况下使用 RCT，例如骨科植入物需要长期随访以调整使用。实际上，使用历史对照被 FDA 和科学界认为是最不可取的对照类型，所以除非有很好的证据支持，否则不建议使用此种研究设计方法。然而，不使用历史对照设计的主要原因还是为了避免在对象选择和其他偏倚中引入偏倚，这些内容将在下面进行讨论。使用历史对照设计产生的科学和监管挑战可概括如下。

1. 由于历史对照数据的固有变异性，可能对试验治疗的有效性得出错误的结论。

2. 与历史对照的选择有关的其他挑战。

(1) 可靠且可访问的数据库中缺少历史对照数据。

(2) 申办者需要彻底解释支持所提供的历史控制设计的科学论据。如果申办者选择使用目标值的方法，则应提供能证明该方法合理的特定文献依据和理由。

（3）申办者需要提供科学证据来匹配研究治疗组和历史对照组的受试者特征。

（4）必须提供有关历史对照是从一个或多个研究中选择的信息。

（5）必须说明所选历史对照的数据库是否包含详细的患者个人信息。

（6）必须提供有关所选历史对照是否已通过新发表研究验证的信息。

本章还将讨论有关历史对照选择的其他一些重要问题：何时可能在医疗器械关键研究中使用这种非对照比较，何时可以使用目标值（objective performance criteria，OPC）法，以及使用 OPC 进行历史对照的优缺点是什么。此外，本章还将讨论最近接受或拒绝在临床研究中使用历史对照的 FDA 上市前许可（premarket approval，PMA）病例。需要指出的是，同期随机对照试验被认为是金标准，因为这类研究有效地将偏倚最小化，平衡了受试者一般特征，并支持标准统计方法的基本假设。RCT 包括与一组条件相同，受试者一般特征和预后价值相同的患者进行的试验治疗的比较。由于控制了尽可能多的变量，因此可以认为任何差异都是由于新的干预措施造成的。从使用历史对照的 FDA 上市许可前研究示例中，得出在临床研究中使用历史对照的明确建议，并讨论关于这种类型对照所需的假设。

一、医疗器械临床试验中对照组的类型

在一项临床研究中，对照组可分为以下几组。

1. 将患者随机分为试验组和安慰剂组的随机对照试验。两组的病情、受试者一般特征和预后情况相同。

2. 将患者随机分为试验组和活动对照组（包括接受其他治疗）的随机对照试验。

3. 将具有相同疾病或条件的受试者组按时间和研究中心分组的非随机化同期对照试验，包括已接受干预治疗或未接受干预治疗的人群。

4. 具有历史性对照的单独组别，其中历史性对照数据是由其他研究收集而来的。

二、对照组的目的

1. 排除由疾病自然转归、观察者或患者的治疗期望，以及其他与治疗无关的因素引起的偏倚，从而独立分析试验性干预因素及患者的病情。

2. 对试验组进行更为公平的比较，这对研究是非常必要的。

3. 从试验中得出推断。

4. 确保试验符合伦理道德规范。

5. 尽量减少研究中的偏倚。

6. 提高研究结果的可信度。

三、安慰剂对照组的使用

"安慰剂效应"是众所周知的。安慰剂对照组可以是无治疗＋安慰剂或标准护理＋安慰剂。安慰剂对照组的使用是为了让患者和研究人员不能确定使用的是何种治疗方法。试验设计人员应尽最大努力使安慰剂和治疗方案相匹配，以防止受试者在发现自己在安慰剂方案中时退出试验。

四、随机对照临床试验的优势

1. 随机化更"倾向于"产生可比组（表 3-1）。

2. 随机化可以更好地适配有效的统计测试。

表 3-1　临床试验的随机化

试验设计	不平衡的原因
随机化研究	机会
同期对照研究（非随机化）	机会、选择偏倚
历史对照研究（非随机化）	机会、选择偏倚、时间偏倚

五、随机对照临床试验的劣势

1. 结果代表性较差。受试者可能不代表一般患者群体，可能受到志愿者效应的影响。

2. 患者的纳入。可能会纳入两倍的新患者。

3. 随机化试验的可接受性。一些医生可能拒绝参与，一些患者也可能拒绝。

4. 试验过程中管理的复杂性。

（一）随机对照临床试验中的伦理

1. 统计者或临床试验人员必须从随机化试验中受益。

2. 医生应该竭尽所能治疗患者。

（二）类似治疗的基本原则

1. 每组必须在所有重要方面都是相同的，只是每组所受到的干预不同。

2. 从技术上讲，"可比处理组"意味着"平均水平相同"。

3. 采用随机分组，使每个患者都有相同的机会接受任何一种正在研究的治疗。

4. 使用随机机制将治疗分配给参与者，使患者和医生都无法事先知道将分配哪种治疗，从而使患者和医生对治疗不知情。

5. 排除心理影响，使结果得到公平的评估。

六、常用关键设计

1. 平行设计，患者被随机分为两组（对照组和试验组）。

2. 集群随机化设计，组（诊所、社区）被随机分配到治疗组或对照组。

3. 交叉设计，患者被随机分配到治疗 A（对照组）和治疗 B（试验组），但在试验开始后，允许患者从对照组过渡到试验组治疗。

4. 等效性 / 非劣性，非劣效性试验表明新的治疗方法并不比标准差超过一个确定的限度。当需要证明两种治疗、方案或干预（方法）之间的等价性或一种新治疗与标准治疗之间的非劣效性时，进行等效性试验是合适的。

5. 序贯设计，受试者继续被随机化，直到 H_0 假设被拒绝或接受。

（一）平行设计

1. 假设（H_0）：治疗 A 与治疗 B。

2. 优势

(1) 简单，一般使用。

(2) 有效的比较。

3. 缺点：一些问题 / 研究。

（二）交叉设计

1. 假设（H_0）：治疗 A 与治疗 B。

2. 方案：将患者随机分配到治疗 A（对照组）和治疗 B（试验组），试验开始后允许从对照组过渡到试验组治疗。

3. 优势

(1) 每个患者都能做出自己的判断。

(2) 样本量小。

4. 缺点

(1) 不适用于急性期。

(2) 疾病必须稳定。

(3) 假设没有期间结转。

(4) 如果结转，有一半样本的研究。

（三）序贯设计

1. 受试者继续随机化，直到 H_0 假设被拒绝或接受。

2. 可用于经典序贯设计的大量统计文献。

3. 用于工业设置。

4. 用于临床试验的修订（例如，Armitage 1975，序贯医学试验）。

5. 假设

(1) 急性反应。

(2) 配对的受试者

(3) 连续测试。

(4) 不被广泛使用。

（四）等效性 / 非劣性

使用等效性试验的目的是排除两种治疗的主要结果在临床重要性上的差异。无效假设（与优势试验中的无效假设相反）被声明为可接受的最小差异，并且两种处理可互换。执行等效性试验成为一项更高质量的工作，因为它需要比优势试验更大的样本量，而且不太可行。

（五）非劣性

非劣效性试验表明新的治疗方法并不比标准差超过一个确定的限度。

当需要证明两种治疗、方案或干预（方法）之间的等效性或一种新治疗与标准治疗之间的非劣效性时，进行等效性试验是合适的。与优势试验相比，进行等效试验在设计和分析时需要不同的技术。

1. 试验以阳性对照进行。

2. 问题是新的（更容易或更便宜的）治疗方法是否和当前的治疗方法一样好。

3. 负责人必须指定"等效性"或非劣性的界限。

4. 试验不能从统计学上证明等效性，只能表明处理之间的差异小于具有特定可能性的某事件。

5. 治疗时必须提供敏感性历史证据。

6. 样本量小导致低效能且没有显著性差异，并不意味着等效性。

七、历史对照的定义

"历史对照"一词指的是在对没有对照组的研究数据进行分析时，利用过去接受过治疗的一组个体作为对照组。该定义含义如下。

1. 目前的治疗和患者的结果将与以前的试验进行比较。

2. 当前条件没有发生随机化。

3. 对照组可能在时间上离得太远。

八、目标值[48]

目标值（OPC）是申办者和 FDA 之间达成一致的标准，用于对选定的历史对照参数设置特定限制。这些标准是基于历史数据库（例如文献或注册表）中广泛认可的数据集。这些标准可用于证明器械的安全性或有效性的替代或临床终点。

（一）OPC 的标准

1. 目标值是除阳性对照以外对照组的替代。

2. 历史数据源于汇集不同的科学研究。

3. 一个认可的或公认可接受的临床靶值是固定的。

4. 客观而有意义的标准为评估 OPC 调查器械的安全性和有效性提供了依据。

5. 设置最低可接受基准值。

6. 根据当前出版物定期对 OPC 进行重新评估和更新。

7. 考虑到历史对照中的所有问题。

（二）何时使用 OPC

1. 建议在以下情况下使用 OPC

(1) 具有完善的治疗标准。关于疾病或病状的自然病史已广为人知，并且该研究的患者人群已详细描述记录且相对稳定。

(2) 以获得大量的研究器械经验。

(3) 研究的器械不存在安全或有效性问题。

(4) 与 FDA、行业、临床医师、研究人员和患者群体达成一致。

2. 然而，OPC 不建议在以下情况下使用

(1) 新器械，如药物洗脱支架。

(2) 从研究的器械中寻找新的适应证。

(3) 申办者无法获得历史数据。

(4) 不合适的历史数据。

（三）OPC 的优势

对于 OPC 来说，选择历史对照主要优势在于，它可以使样本量更小，降低单个患者的风险，为所有研究负责人提供标准值，从而节省时间和资金；此外，研究也更容易进行。在医疗器械中使用 OPC 的监管合理性被

包含在"无匹配对照的研究和客观试验"的科学证据中［21 CFR 860.7（c）92］"有资质的专家可以公平和负责地得出结论，即器械在其使用条件下的安全性和有效性得到合理保证。"

（四）OPC 的劣势

与 OPC 相关的劣势，即为与历史对照相关问题，如单臂试验、选择偏倚、关于数据有效性和分析的对照，以及较小的样本量研究（ $N=100$ 或 150）。此外，有时很难证实历史对照的数据。

（五）与 FDA 相关的协议应包含哪些内容 [49, 50]

与 FDA 关于 OPC 的协议应包括以下内容。

1. 对所有适当的术语有明确的定义（例如，对照组的精确数值和误差范围）。

2. 定期更新 OPC 的规定。OPC 的价值应根据新发表的临床研究定期更新。

3. 产生 OPC 方法的具体指导。

4. 对于未能达到 OPC 要求的明确政策。

（六）如何确定 OPC

OPC 可以从以下来源得到。

1. 过去批准的类似 OPC。

2. 临床医师广泛认可的 OPC。

3. 医学文献中被广泛认可的 OPC。

（七）如何确定 OPC 的标准

1. OPC 比率通常由历史数据得出。

2. OPC 通常用于非劣性研究。

3. 终末事件的概率（源自历史对照数据）+ Δ（误差范围）。

九、具有历史对照的临床研究实例

下面介绍了三个使用历史对照作为对照组的临床研究实例。第一项研究是激光血管成形术治疗严重肢体缺血（laser angioplasty for critical limb ischemia, LACI）；第二项研究是 FDA 批准的关于颈动脉支架植入术的 ARCHeR 注册（见第 7 章）；第三项是使用全人工心脏和左心室辅助器械。

十、LACI 临床研究

LACI 临床试验是一项 IDE 研究，设计为单臂注册、前瞻性和多中心（美国和国际研究中心）研究。

1. 研究设计

(1) 患者群体：Rutherford 分类 4～6 类的危重肢体缺血（critical limb ischemia, CLI）患者，被认为不适合进行手术。

(2) 治疗方案：准分子激光斑块消融术（excimer laser atherectomy, ELA）治疗股上动脉（suprafemoral artery, SFA）、腘动脉和（或）腘下动脉，并辅以经皮腔内血管成形术（percutaneous transluminal angioplasty, PTA）和选择性支架植入术。

(3) 主要安全终点：6 个月内发生的任何死亡。

(4) 主要疗效终点：6 个月未截肢患者存活的百分比。

(5) 流出道血管较差或缺乏、静脉导管缺失及显著的伴随疾病使受试患者成为不适合手术的候选人。

(6) 招募：145 名患者，155 条肢体，分布在美国和美国以外的 14 个研究中心。

2. 研究器械

(1) 准分子激光经皮腔内斑块旋切术。

① XeCl 准分子激光器，308nm，最大脉冲为 40 脉冲 / 秒。

② 通过光纤导管传送。

(2) 1993 年首次被 FDA 批准用于冠状动脉治疗。

（一）对照组的选择 [51]

参照以下标准选择对照组

1. 护理标准。

2. 适合 LACI 治疗。

3. 在对照组中没有不合格护理的伦理影响。

（二）候选人的对照治疗

1. 药物治疗（保守疗法）。

2. 截肢。

3. PTA + 可选支架。

4. 旁路手术。

（三）为什么不考虑随机化

由于上面列出的任何一种疗法都是不合适的，因此无法随机分配到一个适当的对照组。

（四）选择历史对照的理由

1. 为什么不随机选择药物治疗

从一项保证 6 个月时 37% 患者截肢的治疗计划中随机分组具有伦理意义。在没有 LACI 的情况下，手术死亡率高的患者将接受药物治疗和卧床休息。TASC 只推荐使用前列腺素，且仅在血运重建失败或不可能时推荐。

2. 为什么不随机选择截肢

随机选择一种导致 100% 大范围截肢和高死亡率的治疗方案（包括围术期和远期）会引发伦理问题。手术死亡率不高的患者可以从原发性截肢中获益。然而，接受初次截肢的患者面临着围术期死亡、住院时间长和二次截肢发生率高的风险。

3. 为什么不随机选择旁路手术？

旁路手术是治疗 CLI 的金标准。然而，由于 LACI 患者不适合手术治疗，旁路手术不作为一个治疗选择。LACI 患者不适合手术的原因包括：①手术死亡率高，和（或）②远端吻合部位缺失，和（或）③缺少静脉导管作为旁路。

4. 为什么不随机选择 PTA

PTA 并不推荐用于危重肢体缺血的所有疾病类型（见 TASC 建议）。缺乏手术结果不佳的 CLI 患者成功实施 PTA 的证据，这也是对照组伦理关怀问题。根据 TASC 的建议，PTA 适用于绝大多数参与本试验的患者。

5. 最佳设计的历史对照

在选择历史对照进行研究时，应考虑以下几点。

(1) 患者特征完全匹配。

(2) 患者登记人数少。

(3) 定义"标准"的治疗计划。对每个患者使用最佳案例治疗的混合模式。

(4)TASC 建议。

6. 历史控制"ICAI 研究"

LACI 登记的历史对照从另一个治疗 CLI 的 1560 名患者的随机药物试验中选择：意大利多中心随机研究 CLI 患者前列腺素水平，前列地尔（Alprostadil）组 771 例，对照组 789 例（发表于 *Ann Intern Med* 1999；130：412-421）。对照组接受各种治疗（旁路手术、动脉内膜切除术、药物治疗和少量 PTA）。本研究符合 TASC 定义和 GCP。

7. ICAI 研究：差异

ICAI 与 LACI 仅略有不同。ICAI 招募了 CLI 患者，无论他们是否接受手术：35% 的 ICAI 患者接受手术作为主要治疗选择。但是，LACI 仅招募了较差的手术候选人。

8. 审查目前的共识

(1) TASC 文件建议仅在单纯性病变中使用 PTA 治疗 CLI。

A 型：单发狭窄＜ 1cm。

(2) TASC 不推荐 PTA 治疗。

B 型：多发性短狭窄。

C 型：长狭窄；短闭塞。

D 型：闭塞＞ 2cm，弥漫性病变（D 型建议手术治疗）。

9. LACI 中的 TASC 类型

参加 LACI 研究的患者中约 60% 为 D 型（表 3-2）。155 个案例中只有 2 个，数据不足。

表 3-2　LACI 病变作为 TASC 的函数病变类型

TASC 病变类型	TASC 下肢（*N*=155）
A：短窄	3（2%）
B：多个短病变	13（8%）
C：复杂模式	44（28%）
D：长弥散性疾病	93（60%）

10. LACI 第二阶段注册表的结果

表 3-3 显示了参加 LACI 研究的患者的基本特征。与 LACI 组相比，在对照组中唯一显著的史前因素是吸烟者，而先前的心肌梗死、卒中、糖尿病、高血压、血脂异常和肥胖在 LACI 组中较高。

表 3-3　患者基线特征

	LACI	对照	*P*
平均年龄（年）	72±10	72±10	*NS*
男性	53%	72%	*

（续表）

	LACI	对照	P
危险因素			
吸烟现状	14%	25%	*
既往 MI	23%	15%	*
既往卒中	21%	12%	*
糖尿病	66%	39%	*
高血压	83%	49%	*
血脂异常	56%	16%	*
肥胖	35%	7%	*

*. 有统计学意义

表 3-4 所示，LACI 组手术风险高的患者明显多于对照组。

表 3-4 病变特点

	LACI	对照组	P
Rutherford 分级			
4	27%	30%	NS
5 或 6	72%	70%	NS
手术不佳的原因			
缺乏静脉移植物	32%		
远端血管不良 / 无血管	68%		
手术风险高	46%	11%	*
只有一个原因	61%		
任何两个原因	33%		
所有三个原因	6%		

11. 计划标准

(1) 对于较差的手术候选人，标准是

① Rutherford 分级 4 级或更高级别。

② 无合适的自体静脉导管。

③ 病理程度。

(2) 在实际招募时，标准是

① 只有 46% 符合 ASA 标准。

② 只有 32% 没有 SAV。

③ 候选病灶为 41% SFA，27% 腘窝 / 胫腓，平均 2.7 个病灶 / 肢体。长度 6±7cm。

④ 适合 PTA 的病灶。

12. 等效性假设

目的是确定与历史非干预对照的等效性。申办者寻求保守的比较，因为 LACI 患者并发症更严重，预后不良风险更大。然而，ASA 级别与区域干预的风险 / 收益无关。只有患者的年龄可以预测死亡率和截肢的需要（LACI 和 ICAI 研究也是如此）。最后，考虑到风险因素的差异，很难确定一组人是否比另一组人病情更重。

这项研究的结果见表 3-5。与 ICAI 组相比，LACI 组 6 个月的死亡率（11.2% vs. 14.4%）和 6 个月时截肢存活的患者数量（7.6% vs. 13.3%）更低。然而，与历史对照组相比，LACI 组的 SAE 和再干预的数量（SAE 的 40% vs. 35.5%；再干预的 17.9% vs. 5.1%）更高。

表 3-5　LACI 研究结果

变　量	LACI	ICAI
患者登记	145	789
审查 / 撤销	—	[116]
患者分析	145	673
失访	11（7.6%）	7（1.0%）

（续表）

变　量	LACI	ICAI
未失访	134	666
死亡	15（11.2%）	96（14.4%）
截肢后 6 个月存活	9（7.6%）	76（13.3%）
6 个月保肢	110（75.9%）	494（73.4%）
持续的 CLI	43（29.7%）	211（31.4%）
严重的 AE	58（40.0%）	239（35.5%）
再干预	24（17.9%）	34（5.1%）

13. 研究设计

因为申办者希望证明治疗组的结果效果至少和对照组一样好，这是一种等效设计，并且 FDA 同意接受这种等效设计。因此，FDA 的接受是基于这样一个假设，即对照组患者的病情会比 LACI 组轻。

治疗有效性的主要终点为"6 个月时未截肢的存活患者所占百分比"。表 3-6 表示治疗有效性的主要终点：6 个月时未进行大范围截肢的存活患者百分比。

表 3-6　主要疗效终点

LACI	对照组
75.9%（110/145）	73.4%（494/673）

95% CI 为 -5.3%～10.2%

14. 分析主要终点的局限性

主要终点受以下因素限制。

(1) 研究的非随机设计：主要差异如下。

① LACI 组和对照组患者不具有可比性，例如，在静息性疼痛、先前的小范围截肢和大截肢方面的差异。

② 国家 / 医院因素变化。

(2) 历史性对照研究（患者的原始数据不可用）：由于以下原因，无法解释主要的差异。

① 缺少原始数据。

② 未对隐藏的偏倚进行形式敏感性分析。

(3) 信息缺失。

（五）FDA 小组讨论

尽管 LACI 研究在 6 个月的保肢率和死亡率方面展现了等效的主要终点，但 FDA 和专家组成员担心的是，与对照组相比，没有足够的证据证明 LACI 组的患者会有更多的并发症和更高的不良结局风险。所选对照组的主要缺点是，研究者选择基于这一项研究，无法获得关于患者的详细数据，由此引起了对对照组和试验组患者可比性的担忧。

（六）ACCULINK™ 和 RX ACCULINK™ 颈动脉支架系统

对于 ACCULINK™ 和 RX ACCULINK™ 颈动脉支架系统的历史对照研究会在第 7 章进行阐述。

十一、左心室辅助器械

左心室辅助器械是一类用于危重疾病的器械，如终末期心力衰竭。这些试验中大多数是作为非随机研究进行的，这是由于病情的严重性及如果患者随机接受标准治疗可能会引起的伦理问题。本节将讨论两种心脏辅助器械，HeartMate Ⅱ 和 CardioWest 全人工心脏。在后一种器械中，尽管对照组与全人工心脏（total artificial heart, TAH）的基线协变量不可比较，FDA 对从历史或同期对照组获得的数据实用性提出质疑，但最终该研究还是获得了 FDA 的批准。FDA 的结论是移植存活率与文献报道的其他器械相似。此外，不良事件趋势所代表的器械的安全性似乎与其他器械相似，但由于定义不同，无法进行直接比较。

HeartMate Ⅱ左心室辅助系统

HeartMate Ⅱ左心室辅助系统（left ventricular assist system，LVAS）是一种左心室辅助器械（left ventricular assist device，LVAD）系统，它可以帮助左心室将血液输送到身体其他部位。HeartMate Ⅱ LVAS 包括植入患者体内的泵和留在患者身体外的部件。泵控制器和电池都佩戴在患者体外。该系统还包括一个蓄电池充电器 / 电源和一个位于患者体外的监控器。HeartMate Ⅱ泵植入心脏下方，其入口连接左心室，出口连接主动脉。血液从心脏流入泵。泵内的一个小电机驱动泵内的转子（类似于螺旋桨），将血液推入主动脉，然后输出到身体。软管穿过患者的皮肤，将植入的泵连接到一个戴在体外的小控制器上。控制器由电池供电或通过电源连接至标准家用电源插座。HeartMate Ⅱ LVAS 旨在作为心脏移植的桥梁，以避免因不可逆性左心室衰竭而死亡。HeartMate Ⅱ LVAS 可用于医院内外或通过地面救护车、固定翼飞机或直升机运送患者。HeartMate Ⅱ LVAS 用于晚期（严重）心力衰竭患者，这些患者是心脏移植的候选人，但预计在获得供体心脏之前就会死亡。它通常被称为"移植桥梁"。

十二、临床研究总结 [52]

（一）研究概况

在 HeartMate Ⅱ桥接移植（bridge to transplantation，BTT）的主要研究队列中，自美国 26 个研究中心纳入了 126 名患者。本研究的主要目的是通过这一关键的研究样本大小，确定 HeartMate Ⅱ LVAS 作为治疗终末期心力衰竭患者（被列为心脏移植和危急的死亡风险的患者）的一种治疗器械的安全性和有效性。该器械的有效性评估是根据接受心脏移植或 180 天 LVAS 支持治疗后存活的患者百分比，同时被列入 UNOS ⅠA／ⅠB（列出了机械辅助器械和正性肌力药输注的标准）。HeartMate Ⅱ LVAS 的安全性由 LVAS 支持期间不良事件的发生率来评估。在研究期间，还评估了一些次要目标，包括临床可靠性（障碍／故障）、功能状态（6min 步行和患者活动评分）、生活质量（明尼苏达州心力衰竭患者和堪萨斯城心肌病问卷调查）、再手术、神经认知评估（记忆、语言、视觉／空间感知、处理速度和抽象／执行功能），以及移植后 30 天和 180 天的存活。在完成主要研究队列的患者招募后，根据持续访问方案（continued access protocol, CAP）继续招募患者，这与主要研究队列方案相同。最初被纳入这两个研究队列，但体表面积（body surface area, BSA）< 1.5mm^2 的患者被分割成一个小的 BSA 患者队列进行分析。

（二）研究设计

这是一项多中心、非盲、非随机、前瞻性的研究。主要研究结果被定义为死亡、心脏移植、由于心肌恢复而进行的器械外植术，或在 LVAS 支持下存活 180 天，同时保留列出的 UNOS ⅠA／ⅠB。在完成 180 天的评估后，继续随访患者，直到接受移植、外植术或死亡。在 33 个研究中心招募了 279 名患者。如图 3-1 所示，患者被纳入主要研究队列和持续访问方案队列。被纳入 HeartMate Ⅱ 研究三个队列（主要研究、持续访问和小BSA）的 279 名患者中，194 名患者被跟踪到一个研究终点，如果正在进行 HeartMate Ⅱ LVAS 支持则至少一年。结果见以下临床总结。如图 3-1 所示，194 名患者分为三个队列；126 名患者纳入主要研究队列，以及 58 名患者纳入继续访问方案队列。另外 10 名患者最初被纳入这两个队列，但被分离为小 BSA 患者队列进行单独分析（1.2m^2 < BSA < 1.5m^2）。数据以每个队列单独呈现，同时也在所有 194 名患者的总数中。

（三）患者群体

参加 HeartMate Ⅱ 研究的患者都被列为终末期心力衰竭的心脏移

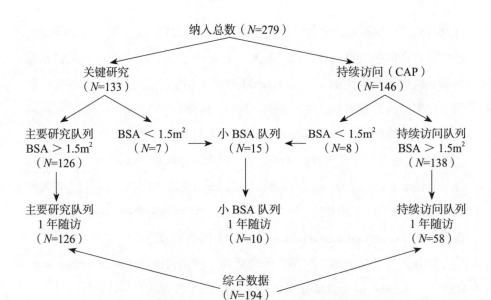

▲ **图 3-1　HeartMate Ⅱ研究招募**

植患者，并且没有证据表明这些患者具有严重的终末器官损伤（这将使 HeartMate Ⅱ LVAS 植入术无效）。纳入和排除标准是基于先前批准的 LVAD 研究中使用的研究标准。纳入标准包括纽约心脏协会（New York Heart Association，NYHA）Ⅳ级心力衰竭、肌力支持，以及没有禁忌证被列为心脏移植的 UNOS 状态 Ⅰ A 或 Ⅰ B 的患者。列为 Ⅰ B 的患者也需要符合血流动力学标准，包括肺毛细血管楔形压力（pulmonary capillary wedge pressure，PCWP）或肺动脉舒张压（pulmonary artery diastolic pressure，PAD）> 20mmHg，以及心脏指数 < 2.2L/（min·m^2）或收缩压 < 90mmHg。研究标准排除了中度终末器官损害患者，如具有总胆红素升高、肌酐值升高或血小板计数低等证据，并排除了由于不耐受抗凝血或依从性问题而可能无法耐受 HeartMate Ⅱ LVAS 管理的患者。

　　表 3-7 根据病因、性别和患者体表面积展示了患者群体的基线特征。表 3-8 列出了患者的心血管病史，如心律失常和卒中。患者的人口统计资料见表 3-7 和表 3-8。

表 3-7 患者群体统计特征

	主要队列 （N=126）	CAP 队列 （N=58）	小 BSA 队列 （N=10）	综合数据 （N=194）
年龄（年）*	55（17~68）	56（16~69）	47（20~69）	55（16~69.1）
病因	39% 缺血	50% 缺血	10% 缺血	41% 缺血
性别	83% 男	78% 男	0% 男	77% 男
	17% 女	22% 女	100% 女	23% 女
MBI （kg/m²）*	26.5（10~40）	27.6（18~44）	17.0（15.6~20.8）	26.6（15.6~44.0）
BSA（m²）*	1.99（1.5~2.6）	2.00（1.52~2.57）	1.40（1.33~1.47）	1.99（1.33~2.62）

*. 均值和范围

表 3-8 心血管病史

	主要队列 （N=126）	CAP 队列 （N=58）	小 BSA 队列 （N=10）	综合数据 （N=194）
心律失常	101（80%）	46（79%）	5（50%）	152（78%）
室性心律失常	71（56%）	34（59%）	0（0%）	109（56%）
人工心室起搏	77（61%）	35（60%）	5（50%）	117（60%）
双心室起搏	61（48%）	30（52%）	0（0%）	95（49%）
植入式心脏转换器 / 除颤器	96（76%）	45（78%）	6（60%）	147（76%）
卒中	12（10%）	6（10%）	1（10%）	19（10%）

（四）主要目标

本研究的主要目标是被列为 UNOS ⅠA/ⅠB 的患者移植或存活 180 天。

（五）患者总体结果

到 180 天的评估时间点后，继续随访患者，直到患者移植、移出或死亡。表 3-9 和表 3-10 列出了每个研究队列（主要队列、CAP、小体表面积和汇总数据）的患者结果。HeartMate Ⅱ LVAS 核心研究主要研究队列预先设定的主终点是在保持 ⅠA 或 ⅠB 状态的情况下，患者存活到心脏移植或接受 LVAS 支持 180 天。如果单边真实成功率的 95% CI 超过了成功率目标的 65%，则确定前瞻性 HeartMate Ⅱ 关键性研究为成功。结果表明，在主要研究队列中，成功的置信下限（lower confidence limit, LCL）为 64.0%，因此不完全满足预先指定的 LCL 结果＞ 65%。

初步研究结果见表 3-9 和表 3-10。如这些表格所示，初级队列和 CAP 队列的结果相似。

表 3-9 主要研究结果

	主要队列（N=126）	CAP 队列（N=58）	小 BSA 队列（N=10）	综合数据（N=194）
心脏移植	72（57%）	33（57%）	7（70%）	112（58%）
心肌恢复	4（3%）	2（3%）	0（0%）	6（3%）
支持＞180 天，并列出 UNOS 状态ⅠA 或ⅠB [1]	13（10%）	5（9%）	0（0%）	18（9%）
未列出的 UNOS 状态ⅠA 或ⅠB [2][3]	9（7%）	7（12%）	3（30%）	19（10%）
LVAD 失效＜ 180 天 [2]	25（20%）	11（19%）	0（0%）	36（19%）
治疗失败；接受其他 VAD [2]	3（2%）	0（0%）	0（0%）	3（2%）
预先设定的低 95% CI	65%			
观察到的研究成功率低于 95% CI	64%	59.0%	46.2%	64.7%

① 根据预先设定的研究标准分类为成功
② 根据预先指定的研究标准分类为失败
③ 未列入名单的原因包括不符合医疗资格，选择性退出移植名单，药物滥用，以及不遵守医疗治疗

表 3-10　其他研究结果

	主要队列 （*N*=126）	CAP 队列 （*N*=58）	小 BSA 队列 （*N*=10）	综合数据 （*N*=194）
30 天（围术期）死亡率	12（10%）	7（12%）	0（0%）	19（10%）
患者存活到出院 / 移植	105（83%）	48（83%）	10（100%）	163（84%）
平均移植时间（天）	102.5	152	194	117
器械支持的持续时间（天）	117	163.5	374	131.5
累积支持持续时间 （患者 - 年）	71	29	9	109

（六）FDA 批准决定

临床研究结果表明，HeartMate Ⅱ LVAS 预先设定的主要终点成功率的 LCL 为 64.0%，因此该器械不满足 LCL 结果＞ 65% 的预先确定的成功标准。循环系统器械专家组在 2007 年建议批准 PMA 应用，因为临床证据为该器械的安全性和有效性提供了合理的保证。FDA 审查了支持应用 PMA 的数据，并确定即使根据临床研究结果确定的真实成功率略低于预先指定的主要终点，也有足够的临床证据证明该器械在预期用途中能对患者人群提供合理的有效保障。临床研究结果表明，HeartMate Ⅱ LVAS 具有与目前批准的移植器械相当的桥接成功率。同样，患者在使用该器械时，生活质量和功能能力也得到了改善，这一点通过二级终点评分的改善得到了证实。植入 HeartMate Ⅱ 的患者发生不良事件的发生率表明了器械合理的安全性保障。

不良事件与先前移植试验及文献中报道所见的不良事件相当。为评估该器械在临床试验环境之外的使用情况，有必要开展 HeartMate Ⅱ LVAS 批准后的研究，其目的在于收集有关该器械在体型较小的患者中的使用情况、不同性别的结果，以及出血和血栓事件的围术期和术后处理的数据。

（七）CardioWest 全人工心脏

1. 研究目的

本研究旨在证明 CardioWest 全人工心脏（total artificial heart，TAH-t）为双心室衰竭患者心脏移植的桥梁提供循环支持是安全有效的。移植桥的定义是在获得供体器官之前，使用循环支持器械来维持移植的生存能力。

2. 研究设计

根据 IDE G920101，该研究被批准为一项既有历史对照又有同期对照的非随机、多中心试验。患者作为移植候选者，有因双心室心力衰竭而立即死亡的风险。这项研究的总体目标是确定 TAH-t 对于桥接患者到心脏移植是否安全有效。共有 95 名患者入选，在这些患者中，81 名患者组成了核心植入组，另外 14 名患者不符合研究纳入标准，作为方案外的队列进行同情治疗。每个患者都获得了 IRB 确认。从在美国 5 个研究中心招募的患者收集用于证明安全性和有效性的数据。

(1) 有效性参数：治疗成功的标准是患者在移植后 30 天内。

① 生存。

② 纽约心脏协会分级为 I 级或 II 级。

③ 无长期卧床。

④ 不依赖呼吸机。

⑤ 不需要透析。

总体生存率、血流动力学、肾脏和肝脏终末器官功能是次要有效性指标。

(2) 安全参数：对患者进行临床评估，并对不良事件进行安全性评估。

3. 研究方案

(1) 纳入标准：符合以下所有纳入条件为符合研究条件标准的患者

① 签署知情同意书。

② 符合移植条件。

③ 纽约心脏协会功能级别 IV 级。

(2) 排除标准：有以下任何一种情况的患者均被排除在研究之外。

① 使用任何心室辅助器械。

② 肺血管阻力＞ 8 Wood（640 dyn·s/cm）。

③ 前 7 天进行了透析。

④ 血清肌酐＞ 5mg/dl。

⑤ 胆红素＞ 5mg/dl 的肝硬化。

⑥ 细胞毒性抗体＞ 10%。

4. 治疗程序

所有患者都根据研究要求进行了合格性筛选。治疗组在入选后的 48
小时内完成术前准备，签署知情同意书并接受 TAH–t 植入物。

5. 研究关注点

在移植后 30 天，对患者的主要指标进行监测，之后每年继续随访患
者的存活率。

用以下两种标准描述血流动力学功能不全者。

(1) 心脏指数＜ 2.0L/（min·m^2），且符合以下条件之一。

① 收缩压＜ 90mmHg。

② 中心静脉压＞ 18mmHg。

(2) 包含以下信息中的两种。

① 多巴胺＞ 10pg/（kg·min）。

② 多巴酚丁胺＞ 10pg/（kg·min）。

③ 肾上腺素＞ 2pg/（kg·min）。

④ 异丙肾上腺素＞ 2kg/（kg·min）（译者注：原书此数据似有误）。

⑤ 氨力农＞ 10μg/（kg·min）。

⑥ 其他药物最大用量。

⑦ 主动脉内球囊反搏。

⑧ 体外循环。

6. 总体比较

在项目还没有开始之前，可以通过回顾性调查确定一个比较组。对这
组患者的基线数据进行分析后发现，他们与治疗组没有可比性。并且，由

于植入年份的跨度较长及多个基线协变量之间的不平衡使统计学比较难以开展。因此，回顾性调查中已被论证的植入物目标存活率（65%）就被应用于评价单心室器械移植治疗（LVAD）。应注意的是，由于定义标准不同，LVAD 发生的不良事件没有与先前回顾性调查中绩效目标相比较。LVAD 的目标性能是通过对 1997 年之后发表的关于旁路移植适应证相关文献检索而确立的。纳入标准为：成年患者＞ 20 例；原始数据可获得；患者地域分布广泛；记录数据详细充足。在此纳入标准下确定成年患者的 LVAD 治疗结果。排除标准是报道相同人群、相同注册信息、相近 Meta 分析、初次植入时 RV 支持和心源性休克患者的重复论文。

表 3-11 显示了患者到接收心脏移植或死亡的平均时间。患者等待捐献心脏的平均天数为 79 天，中位数为 47 天。临床试验结果见表 3-12，包括移植存活率和移植后 30 天内存活率。移植 30 天后，69.1%（56/81）的存活率表明治疗成功。

表 3-11　患者到接收心脏移植或死亡的平均时间

时　间	统计指标	统计值（N=81）
天数	平均值（标准差）	79.1（83.9）
	中位数	47.0
	范围	1.0～414.0

表 3-12　患者的临床试验结果（N=81）

移植存活率	结果	64/81（79%）
	95% CI	68.5%～87.3%
移植后 30 天内存活率	结果	58/81（71.6%）
	95% CI	60.5%～81.1%
治疗成功（移植 30 天后）	结果	56/81（69.1%）
	95% CI	57.9%～78.9%

研究的主要终点是治疗成功。治疗成功的标准是：患者必须在移植后
30 天：①存活；② NYHA 评级 I 级或 II 级；③可下床活动；④不依赖呼
吸机；⑤不依赖透析。不符合这些标准的患者被视为治疗失败。移植 30
天后，69.1%（56/81）的患者达到治疗成功标准。

循环系统器械专家组建议批准 SynCardia 系统中 CardioWest 临时全人工
心脏（TAH-t）的 PMA。FDA 同意专家组的建议。

十三、历史对照建议总结

当申办者考虑在临床试验中采用历史对照研究时，应向他们提供以下
建议。

1. 如果对照组的随机分组由于与对照组患者相关的风险而引起伦理问
题，则更偏向于选择历史对照组。

(1) 该试验旨在治疗危及生命的疾病。

(2) 使用研究器械的治疗效果可能超过预期。

(3) 研究试验性的治疗可以显著降低死亡率。

2. 关于历史对照研究的数据若来自较为可靠且详细的数据库时，这些
数据则可以作为比较参数。

3. 条件允许的情况下，应从多个研究中心或多个数据库中获取历史对
照研究数据。

4. 随着新研究的开展，验证先前的历史对照数据是很重要的。

5. 拟议研究和历史对照研究中患者的基线特征应具有可比性。

6. 如果历史对照研究是在国际范围展开的，则应考虑国家和医院的
因素。

7. 如果有以下信息，可在条件允许下使用历史对照研究。

(1) 人们对这种疾病或疾病的历史有很多了解。

(2) 对于基础患者群体的描述良好且相对稳定。

(3) 该研究器械具有较长的临床应用历史和使用经验。

(4) 护理标准是统一的且被行业公认的。

(5) 安全性和有效性没有重大问题。

(6) FDA、工业界、临床界、学术界和患者团体对所选用的历史对照研究都较为认可。

8. 申办者应与 FDA 就历史对照研究的客观绩效标准达成一致。

(1) 所有技术术语都要有清晰准确的定义。

(2) 定期更新客观绩效标准。

(3) 对使用客观绩效标准的方法进行具体规划。

(4) 对于未能满足 OPC，按照明确的规定进行处理。

第 4 章 临床试验中的欺诈和不当行为
Fraud and Misconduct in Clinical Trials

临床研究中的欺诈和不当行为，指的是所有蓄意且严重不被接受的做法，比如伪造、篡改和剽窃。在明确是否称之为不当行为之前，必须区分这种行为是出于无意还是由于其知识的匮乏，是因为麻痹大意还是恶意为之。创建受试者和（或）创建数据就是恶意为之的一个例子。由于缺乏监管知识而导致的不合规现象在以下示例中尤为突出：在 ICF 上补签受试者签名，因为受试者最初忘记在表格上填写日期，研究监督员很快就会来监督研究。由于工作人员不足或缺乏监督而导致的粗心大意的不当行为可能包括以下例子：缺乏从受试者那里获得的 ICF、忽视方案和走捷径。然而，最严重的不当行为问题表现在以下示例中的恶意不当行为：记录从未参与试验的受试者，创建从未获得的数据，或用不同的数据替换研究数据。

本章讨论临床研究中的欺诈和不当行为问题。虽然欺诈发生的比例很低，但申办者应该意识到临床试验中的任何欺诈或不当行为，且必须采取必要的预防措施，及时有效地处理这些问题。本章讨论以下问题：欺诈的定义、后果、警告标志、欺诈预防，以及欺诈应向谁报告。为发现严重不当行为提供了一些建议。

阅读此书后，你将获得在国内和国际临床研究中心检测、纠正和防止临床研究不当和欺诈的经验。此外，读者将学到如何确保他们的研究行为和支持文件是准确和真实的。本章还将讨论如何发现不当行为，以及如何处理其后果，同时确定积极的解决方案，以防止进一步的问题。

本章将通过定义药物临床试验管理规范（GCP）的基本要求，进一步介绍识别临床试验中的不当行为和处理欺诈的方法。

1. 申办者、监查人员和研究人员需要适当的职责和监督，以确保临床试验的高质量。

2. 高质量的临床试验的设计与实施要保证受试者有合理的投诉渠道。

3. 用于发现和防止临床试验中的欺诈和不当行为的技术。

应该注意的是，伪造会使受试者处于可能的风险之中，并影响所提交数据的可靠性。涉及不当行为的调查人员可能会被 FDA 取消资格、踢出行业或起诉。申办者可能会受到数据删除、禁止使用数据或起诉的惩罚。

一、临床试验中的欺诈和不当行为 [53-55]

在临床试验中很难确定欺诈行为，但这种现象仍被认为是罕见的。大约 3% 的 FDA 检查发现严重的 GCP 违规行为，并发出警告信。

（一）欺诈的定义

临床试验的不端行为是指在提出、设计、执行、记录、审查研究或报告研究结果时捏造或造假。临床试验的不端行为不包括诚实的错误或真诚的意见分歧。

（二）哪些人会犯诈骗罪

以下任何人员都有可能犯欺诈罪，包括研究者、研究协调员、数据管理员、实验室人员、IRB 人员、CRA、申办者及 FDA。

（三）欺诈的后果

欺诈对于申办者、研究者、研究机构和受试者都有很多负面影响。

1. 申办者　数据有效性受损，监管提交受到威胁，产生了额外的费用。

2. 研究者　罚款、法律费用、取消资格 /FDA 取消资格、吊销执照、监禁，以及职业生涯毁灭。

3. 研究机构　针对研究机构的诉讼。

4. 受试者　安全性有风险，在临床试验中失去信任。

（四）为什么会发生欺诈行为

缺乏资源（人员、时间和受试者），没有 GCP 培训，没有监管监督，履行或出版的压力，金钱利益或贪婪等都可能是发生欺诈行为的原因。

二、欺诈的警告信号

有几种欺诈的警示信号：例如人员流失率高；由于恐惧、焦虑、沮丧、防御和高压的工作环境而导致员工的不满；研究人员缺席；缺乏 GCP 培训；极度不寻常快速招募的压力。

欺诈的数据标识信号

以下是欺诈行为的数据标识信号。

1. 趋势 / 模式不合理：100% 符合药物规定、相同的实验室 /ECG 结果、在研究中没有 SAE 的预期发生的报告、受试者完全符合就诊时间表、所有受试者都有完美的疗效。

2. 尽管该中心无任何培训需求，但该中心数据与其他中心不一致（统计异常值）。

3. 源记录不显示审核跟踪。没有填写文件人员的签名和日期。

4. 展示出完美的日记卡和 CRF。

5. 受试者 [1] 的笔迹和签名在文件中（知情同意书和日记）不一致。

6. 记录一些可疑的受试者访问日期（周日、节假日、员工休假）。

7. 记录不可能发生的事件（如受试者在研究中心 IP 地址启用之前被随机分组）。

8. 无法在病历或预约表格中确认受试者的就诊情况。

三、发现严重不当行为的技巧

1. 获取技术资料并评估 X 线、心电图和实验室结果，不要只是清点源文档。

2. 要求研究监护人查看受试者的病历，以防止违规行为未被发现。

3. 填写空白，即查询缺少的日期、时间和信息，并要求提供检索记录的信息。

4. 不要怯场。

5. 相信监查员，把举证责任交给临床研究人员。

6. 对责任转移有所怀疑。告诉临床研究人员，他需要负责进行研究并对结果负责。

7. 培养"吹哨人"，与研究人员建立融洽的关系，保持平易近人，畅所欲言，倾听抱怨，观察工作环境。

四、虚假索赔法

1. 向美国政府提出虚假或欺诈性的付款要求是非法的。

2. 公民如果知道人员或公司存在欺骗政府的行为可以代表政府进行起诉。

3. 原告可以获得部分诉讼收益。

4. "吹哨人"如果在工作中受到骚扰、威胁、被解雇或其他歧视，可以确保得到保护。

五、预防欺诈

以下是预防欺诈的几点建议。

1. 在预试验评估期间，申办者应仔细检查研究的利益冲突、工作人员的稳定性、研究人员和工作人员之间的互动、工作量和培训水平。

2. 参与临床试验的每个人都应定期完成 GCP 培训。

3. CAR 应该是研究方案的专家，尤其在确定合格性（纳入或排除标准）、不良事件报告，以及主要疗效和安全终点等参数方面。

4. 申办者在初次造访时就应强调必须遵守研究规定。

5. 机构应建立相应系统以鼓励举报欺诈行为并采取相应措施保护"吹哨人"。

六、处理不当投诉的政策

1. 所有投诉均应被视为可信的，除非经过全面评估和监督审查证明存在相反的情况。

2. 有关投诉所需采取的所有后续行动的决定，都应得到文件化的监督审查和批准。

3. 所有投诉均应记录在案并进行评估，以便在收到投诉后采取后续行动。

4. 需要采取进一步行动的投诉应尽快跟进。

5. 识别需要高度优先处理的投诉，如严重侵犯受试者权利从而导致或可能导致受试者死亡或伤害的事件、欺诈、伪造或其他犯罪行为的事件等。

6. 划定投诉截止日期，以确保第一时间得到评估和处理。

7. 所有投诉文件的接收、后续行动及处理，无论大小都应记录在案，以便还原案件过程。

七、举报试验不当行为

举报不当行为需提供以下资料。

1. 举报人姓名。

2. 举报人联系方式。

3. 所涉及临床试验的详细资料。

(1) IND/IDE 编号、方案、研究标题和研究日期。

(2) 向发起人提供研究不端行为的所有信息。

(3) 及时分享调查人员的相关信息。

(4) 修订后的《隐私法公告》。

(5) 生物检索信息监测系统（BMIS）/CI 检查清单。

(6) 举报不端行为网址。

八、生物检索信息监测系统

1. 生物检索信息监测系统（BMIS）列出了涉及新药研发过程中的人类药物试验，包括全部的临床研究者、临床研究机构（CRO）和机构审查委员会（IRB）。

2. 信息是从表格 FDA 1571、FDA 1572 或其他相关临床实验新药（IND）提交的文件中提取的（简历、求职信、调查清单）。

3. 新文件提交时，调查员、CRO 或 IRB 名单会被系统自动识别，并建立一个单独的条目（即，如果在 10 个 IND 中有某调查员的名字，则该调查员的名字应在此文件中出现 10 次)。

（一）不端行为在 FDA 的主页

1. 网址 www.fda.gov/ora/compliance.ref/default.htm

2. FDA 黑名单

3. 不合格 / 限制 / 保证清单

4. 公共卫生署管理操作清单

（二）举报不端行为

1. 药品

科学调查司（HFD-45），医疗政策办公室，药品评价与研究中心，FDA，马里兰州，罗克维尔市，斯坦迪什街 7520 号 103 室，20855-2773，电话（301）5940020，传真（301）594-1204。

2. 生物制品

法规遵循和生物质量办公室，监察和监督司，生物评估和研究中心，（HFM-650），FDA，马里兰州，罗克维尔市，罗克维尔大道 1401，400S 室，20852-1448，电话（301）827-6221，传真：（301）443-6748。

3. 医疗器械

法规遵循办公室，生物搜索和监测司,（HFZ-310），设备和放射健康中心，FDA，马里兰州 20850，罗克维尔市，盖瑟 2098，130 室，电话（301）594-4718，传真（301）：594-4731。

第5章 医疗器械法规面临的挑战
Challenges to the Regulation of Medical Device

设计某种医疗器械的临床试验时，要同时考虑法规要求及申办者的市场目标。FDA 关心的是产品的最终安全性和有效性，而申办者和投资者关注的是产品的竞争性、优势和差异化。

医疗器械日趋复杂化，并且其中许多对维持生命方面至关重要。所有医疗器械必须符合 FDA 设定的严格标准，因此，器械制造商必须提供生产程序及试验结果以证实产品的安全性和有效性。然而，获取这些信息相当复杂，一种新型医疗器械，从产品设计到生产并不是一帆风顺的，会遇到各种挑战和问题，使最终产品比最初设想的要复杂得多。设计师必须了解已颁布的标准并关注新标准，所有符合不同标准的器械必须与中央管理系统兼容。

本章所讨论的医疗器械分类及递交申请面临的法规挑战，是指 510（K）上市前通知的程序。这取决于申办者决定其产品是否要被定义为符合 510（K）标准的器械。本章对 510（K）的"实质等同性"概念进行阐述和说明。

本章讨论了 IDE 的相关规定。由于申办者是无风险器械初步决策的实体负责人，因此，对申办者提出一些建议来完成这项任务，并对非重大风险（non significant risk，NSR）器械决策的相关要求进行解释说明。本章列举了医疗器械与药物法规之间的异同点，方便读者了解两者的差异，并认识到药物及医疗器械开发中的前期试验和临床问题的复杂性。本章对药物和医疗器械间的差异进行综合评估。

本章介绍了组合产品的发展。例如，如何将这些产品确定为组合产品；FDA 与申办者会议；申办者最大限度利用与 FDA 的会议来获取所需信息。由于组合产品的复杂性，本章会提出如何确定组合产品，以及如何获得 FDA 的意见。本章末尾介绍了 FDA 与申办者会议的准备时间。

一、510（K）器械的决策

510（K）是上市前向 FDA 提交证明，制造商需证明该器械在以下参数中与合法销售的器械至少有 1 项相同。

1. 材质。

2. 设计。

3. 技术。

4. 预期用途。

5. 器械性能。

实质等同性：能够证明所研发器械与合法上市的器械具有相同的预期用途和有相同的技术性能；或者技术性能不同，但与合法上市的器械具有相同的安全性和有效性；并且不会引发新的安全性或有效性问题。

510 提交证明中的具体信息概括为以下内容。

（一）实质信息的要求

1. 介绍 / 背景。

2. 一般器械信息。

3. 类别名称。

4. 通用名 / 常用名。

5. 商品名 / 专用名。

6. 产品代码。

7. 类别。

8. 条款号。

9. 专家小组。

（二）器械申办者信息

1. 申办者名称。

2. 申办者地址。

3. 申办者注册号（如有）。

4. 官方联系人。

5. 性能标准（如有）。

6. 器械说明书。

7. 图纸 / 照片。

（三）合法上市的器械信息

1. 上市名称。

2. 上市用途。

3. 实质等同性。

4. 说明与合法上市器械的异同点。

（四）性能数据

1. 软件。

2. 生物兼容性。

3. 包装。

4. 消毒。

5. 保质期。

6. 标签。

7. 设计完成的器械。

8. 与合法上市器械进行等同性比较。

9. 保密性。

10. Ⅲ类器械概要和认证（如有必要）。

11. 附录（如需要）。

（五）510（K）摘要或声明

1. 510（K）概要：必须包括充分的细节信息以支持实质等同性的认证。

2. 510（K）声明：认证声明同意在 30 天内提供一份 510（K）文件非涉密部分的副本给有需要的人。

（六）510（K）申请中的保密信息处理

1. 设备审查过程中不会泄露任何信息。

2. 不泄露商业机密和涉密的商业信息。

3. 一旦获取批准，通过信息自由法案（Freedom of information Act，FOIA）的要求可获取 510（K）信息，如 510（K）概要已被提交，获得许可后短期内则可在 FDA 的官方网站查阅。

（七）对临床研究者的财务信息披露要求

申办者必须满足其中一项。

1. 证明临床研究者与研究申办者之间无重大资金分配冲突（FDA 表 3454）。

2. 向 FDA 披露资金分配的实质（FDA 表 4355），包括报酬、资本权益和超过 2.5 万美元的实物支付（如股票、资助、酬金、设备）。

510（K）入市前通知的实质等同性可基于合法上市器械的安全性和有效性或是根据预期用途和设计许可来评估。510（K）上市前通知需要 FDA 为期 90 天的审查，并有可能需要纳入临床研究数据。

二、510（K）"实质等同性的决策过程"

510（K）"实质等同性决策过程"需要将新器械与已上市器械进行仔细对比。如果改进前或改进后重分类器械和已上市器械之间的关系不明确，FDA 则要求提供更多附加信息。新器械是否与合法上市器械具有实质等同性取决于两个主要问题：新器械是否具有相同的使用说明；新器械是否具有相同的技术特点，如设计、材料等。

因为所有的未上市的新器械，通常会被归为Ⅲ类，申办者在收到 FDA 信函后 30 天内认为器械的风险较低，则可以采用重新审查分类（De Novo review reclassification）的策略。新型的低风险器械才符合重新分类的要求。申办者需要提供信息（如实验室、动物及临床试验数据）以支持自己的分类推荐。FDA 审查申请的时间为 60 天。FDA 可能将器械分为Ⅰ、Ⅱ类，或者确定为Ⅲ类器械。

三、非重大风险器械的决策过程

一种器械是否为 NSR 器械最初由申办者进行评估，然后由相应的 IRB 确定是否同意申办者最初的 NSR 评估结果。IRB 服务某种意义上可以说是 FDA 在审查和批准 NSR 研究方面的代理。如果 IRB 审查后同意申办者的器械研究设计符合 NSR，则申办者有可能在无须获取 FDA IDE 申请许可的情况下开始研究。

1. NSR 研究必须符合 IDE 的简化规定 [21 CFR812.2（b）]。

(1) IRB 批准。

(2) 标签。

(3) 知情同意。

(4) 监查和记录。

(5) 禁止宣传。

2. 要归类为重大风险（significant risk，SR）的器械必须符合以下特征之一。

(1) 对个体的健康、安全或利益存在潜在严重危险。

(2) 作为植入物。

(3) 用于支持或维持生命。

3.PMA 批准和 510（K）许可的差异如下。

为了 PMA 能够被批准，PMA 申请必须提供器械安全性和有效性的"合理证明"，需要调查权衡"使用该器械可能带来的任何健康益处和导致损伤及疾病的风险"［参考 FDC Act § 513（a）（1）（C），（a）（2）（C）］。因此，器械接受 510（K）初审时不需要达到 PMA 证实安全性和有效性的标准，但要达到"与已上市器械具有实质等同性"的标准，前 MDA 批准的已合法上市的医疗器械。术语"实质相当的"或"实质等同性"的意思是，与已合法上市的器械具有相同的预期用途。

上市"蜕变"是 510（K）审查程序的特有现象：连续器械上市前积累的细微差别，即使器械与上市时相似，最终批准的上市器械与通用类型器械在分类监管中将会被描述成不同材料、使用不同的资源、适用于不同解剖部位。FDA 声明所提交内容必须包括能够支持证明该器械与已上市器械的相似点或不同点。器械仪器与放射健康中心（Center for Devices and Radiological Health，CDRH）要求器械 510（K）申请提供的临床数据必须与已合法上市器械具有不同的参数。

四、医疗器械与药物规范在临床试验中的异同

药物和医疗器械在临床开发过程和产品作用机制上有许多相同点和不同点。共同的监管目标是产品市场必须建立在安全性和有效性基础上。药物和医疗器械临床前期、临床研究和监管方面的差异可能存在于以下方面。

1. 产品类型。

2. 产品分类。

3. 作用机制。

4. 产品开发。

5. 时长和可用资金。

6. 临床前期差异。

7. 产品批准的不同监管途径。

8. 临床试验设计差异。

9. 批准后的差异。

五、药物和器械的定义

（一）药物

1. 旨在诊断、治愈、减轻、治疗或预防疾病。

2. 影响人体的结构和功能。

3. 不作为食物摄入，而在美国药典、美国顺势疗法药典或国家处方集列出。

（二）器械

1. 不能通过化学作用达到主要效果。

2. 不依赖于新陈代谢。

3. 可包括单纯器械 / 搭载药物器械 / 复合产品。

4. 根据风险等级和所需控制措施进行分类。

5. 可以是美国药典或国家处方集中列出的仪器、装置、工具、机器、植入物或体外试剂。

应当指出的是，诸如药物洗脱支架之类的组合器械不在这些定义范围内，因为这些产品具有器械和药物的一些特性。

（三）器械分类

根据使用医疗器械的相关风险、器械是否用于治疗危及生命的疾病，以及器械是否需要植入人体内，将医疗器械分为三类。

1. Ⅰ 类（一般管控）主要包括弹性绷带、检查手套和手持手术器械。

(1) 是低风险设备，只需要一般管控，强调对安全性和有效性的合理保证。

(2) 如果没有豁免，则需要 510（K）申请。

(3) 在设计上通常比 Ⅱ 类或 Ⅲ 类简单。

2. Ⅱ 类（一般管控和特殊管控）主要有电动轮椅、输液泵和手术用帘 / 铺单。

(1) 需要比一级更严格的监管。

(2) 需要特殊标签、强制性性能标准和上市后监管。

3. Ⅲ 类（上市前批准）主要包括人工心脏瓣膜、乳房植入填充硅胶和小脑植入式刺激器。

(1) 需要严格的监管和充分的证据，以确保安全性和有效性。

(2) 旨在支持或维持人类生命，并实质上参与防止对人体健康的伤害，或者存在潜在或不合理的患病或伤害风险。

(3) 需要临床数据和上市前批准。

从这一分类可以清楚地看出，医疗器械比药物更需要对研究者的培训，尤其是 Ⅲ 类器械。

（四）作用机制

器械和药物有不同的作用机制。

1. 局部器械与药物全身效应。

2. 器械的物理效应与药物的药动学效应。

（五）时长和可用资金

一般来说，药物开发过程比医疗器械开发过程需要更多的时间和资金。药物开发过程需要临床前期、临床开发（阶段Ⅰ、Ⅱ和Ⅲ）、FDA 批准和上市后批准阶段。这个过程可能平均需要 20 年。另一方面，器械开发过程需要产品设计、临床前期试验、人体临床试验（可行性和关键性研究）、FDA 批准，还可能需要上市后评估。这个过程需要 6～10 年。

（六）产品批准的不同监管途径

药物和器械均受 FDA 监管。FDA 开始对药物的监管早于器械（药物：1938 年，器械：1976 年）。药物由药物评价和研究中心（Center for Drug Evaluation and Research，CDER）监管，并由 21 CFR 312（研究药物）和 21 CFR 314（市场准入）监管。器械由 CDRH 监管，并由 21 CFR 812（研究设备）和 21 CFR 814（市场准入）监管。然而，以下法规对药物和器械都是通用的：21 CFR 50（人体受试者的保护）、21 CFR 56（IRB）、21 CFR 54（财务信息披露）、21 CFR 11（电子记录）和健康保险携带和责任法案（Health Insurance Portability Accountability Act，HIPAA）隐私规则。

1. 临床研究产品应用

(1) 药物（21 CFR 312）。

① 在使用研究药物进行临床研究之前提交的 IND（21 CFR 312.20）。

② 豁免（21 CFR 312.2b）。

(2) 器械（21 CFR 812）。

① 在进行临床研究之前提交的 IDE（21 CFR 812.20）。

② SR 和 NSR 器械的两种不同途径：SR 设备在进行研究之前需要 FDA 的批准；NSR 器械在进行研究之前不需要 FDA 的批准。

③ 豁免（21 CFR 812.2c）：获得联邦法律关于禁止在洲际贸易中运输未经批准的药物或器械的豁免；在临床研究中获得许可使用产品，以收集

安全性和有效性数据。

2. IND 豁免和 IDE 豁免可包括以下范围

(1) IND 豁免。

① 在美国合法销售。

② 不支持新的说明书。

③ 支持广告的变化。

④ 不涉及增加使用风险的因素。

⑤ 按照 IRB（第 56 条）和知情同意（第 50 条）的要求进行。

⑥ 遵守试验药物的推广和收费要求（312.7）。

(2) IDE 豁免。

① 按照说明书使用。

② 无创诊断。

③ 消费者偏好测试。

④ 仅供兽医使用。

⑤ 实验动物研究。

⑥ 定制器械（不用于确定商业流通的安全性和有效性）。

3. IDE 决策过程

图 5-1 显示了与 IDE 器械相比非 IDE 器械的分类。IDE 设备需要在开始 IDE 研究之前获得 FDA 的事先批准。简化 IDE（A–IDE）器械在 A–IDE 研究开始前不需要 FDA 批准，但需要 IRB 批准。

(1) IND 内容：IND 应用包含以下内容。

① FDA 1571 表格。

② 研究计划。

③ 研究者手册。

④ 研究方案（研究设计、研究者、设施、IRB）。

⑤ 化学、制造、控制数据。

⑥ 环境影响报告。

⑦ 药理学和毒理学数据。

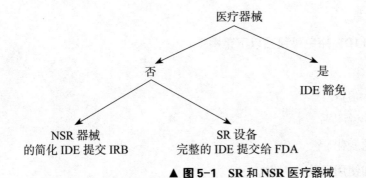

▲ 图 5-1　SR 和 NSR 医疗器械

⑧ 前人的经验。

⑨ 前期研究报告。

⑩ 病例报告表。

⑪ 风险分析。

⑫ 产品说明。

⑬ 监查程序。

⑭ 制造信息与环境影响。

⑮ 研究者信息。

⑯ 销售信息。

⑰ 标签。

⑱ 知情同意材料和 IRB 信息。

(2) IDE 内容。

① 研究计划。

② 研究者手册。

③ 研究方案（研究设计、研究者、设施、IRB）。

④ 前人的经验。

⑤ 前期研究报告。

⑥ 病例报告表。

⑦ 风险分析。

⑧ 产品说明。

⑨ 监查程序。

⑩ 制造信息和环境影响。

⑪ 研究者信息。

⑫ 标签。

⑬ 知情同意材料和 IRB 信息。

4. 营销应用

药品和医疗器械的营销应用有以下几种。

(1) 药物（21 CFR 314）。

① 新药申请（new drug application，NDA）。

② 补充 NDA。

③ 简化 NDA——仿制药。

(2) 器械（21 CFR 814）。

① 上市前审批申请（premarket approval application，PMA）：Ⅲ类器械。

② 补充 PMA。

③ 510（K）上市前通知：Ⅱ类器械。

5. 510（K）和 PMA 的区别

(1) 容量信息：解决问题通常要进行必需和充分的性能测试（如需要裁判官，某些情况下可能是动物）。几乎所有的 PMA 申请都需要动物实验。

(2) 需要的临床资料：需要的临床资料取决于和上市前通知获批器械之间的差异。所有 PMA 提交的材料都需要临床数据来证明该器械的安全性和有效性。

(3) 小组审查：510（K）不需要小组审查，但大多数 PMA 是必需的。

(4) 许可或批准的时间：一般来说，510（K）需要 90 天，PMA 需要 180 天。

(5) 年度报告要求：这对 510（K）不是必需的，但对 PMA 器械是必需的。

将医疗器械分为Ⅰ、Ⅱ、Ⅲ类，见图 5-2。

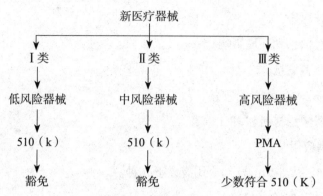

▲ 图 5-2　医疗器械分类

◆ 510（K）审查程序

① 提交 510（K）审查的销售新器械的意向通知（21 CFR 807）。

② FDA 确定等效性。

③ FDA 发送的许可证 / 正式批准函件。

④ FDA 在其网站上发布决定和概要。

◆ 510（K）要求

① 相似性声明。"声明解释了该器械与行业发行中的同类产品相似和（或）不同，并附有支持声明的数据。此信息可能包括对相似产品、材料、设计合并的标识、器械预期使用或传递的能量，以及器械操作原理的说明。"

② FDA 确定"实质等同性"所需的其他信息。可能需要更多有关功能和科学相似性的数据。

③ 510（K）摘要必须包括以下几个方面。

a. 足够的细节为确定合法销售产品的"实质等同"提供基础。

b. "对器械的描述：解释器械如何工作、构成器械基础的科学概念，以及器械的重要物理和性能特征，如器械设计、使用的材料和物理属性。"

c. "说明应包括该器械诊断、治疗、预防、治愈或减轻的疾病或状况的一般描述。如果指示说明与合法销售的器械说明不同，则需要解释为何差异不会影响器械的预期治疗、诊断、修复或手术用途，以及为何按照标签使用时这些差异不影响器械的安全性和有效性。"

d. "如果该器械与上市前通知获批的器械具有相同的技术特性（即设计、材料、化学成分、能量来源），则需要该新器械与上市前通知获批的器械进行技术特征对比总结；如果该器械具有与上市前通知获批准器械不同的技术特征，请将该器械的技术特征与合法销售的器械进行比较总结。"

6. 实质等同性

(1) 实质等同性要求公开以下内容。

① 类似的产品。

② 类似的材料。

③ 设计思路。

④ 功能。

⑤ 科学概念。

⑥ 设计。

⑦ 特征。

⑧ 使用的材料。

⑨ 物理特性。

⑩ 诊断使用和治疗。

⑪ 技术特点。

(2) 实质等同性的要求必须包括以下几个方面。

① 显现的差异并不关键。

② 显现的差异并不影响安全性和有效性。

③ 提供技术特点的比较。

7. 医疗器械的超说明书使用

制造商可以向医生宣传医疗器械超说明书使用的可靠医学和科学信息。但是，需要重点理解以下两者之间的区别。

(1) 为超说明书使用做市场宣传。

(2) 向医生传达超说明书使用的真实医学和科学信息。

8. 临床应用

FDA 禁止干预临床应用，但出台了法规禁止产品供应商影响临床应用。法规要求制造商在发现医疗器械的标签外应用时采取以下措施。

(1) 提供完善的标签（21 CFR 801.4）。

(2) FDA 对不明确的许可行为的认定。

应该指出的是，在标签中做出虚假或误导性陈述会构成该法案（21 CFR 801.6）禁止的虚假标签。对预期用途进行重大更改或修正需要新的 510（K）申明 [21 CFR 807.81（a）（3）]。

如果预期用途不同于合法销售的上市前通知获批的器械或者超出 510（K）的豁免限制，则必须提出新的 510（K）申明（21 CFR 862–892.9）。

（七）临床试验设计差异

药物和器械临床研究之间的一个根本区别是器械需要一次验证试验。药品监管批准的标准是进行两项充分控制的Ⅲ期临床试验，以证明该药物的安全性和有效性。药物和器械的临床研究设计之间的其他差异可能包括

(1) 器械的可行性和关键性研究与药物的Ⅰ～Ⅲ期试验对比。

(2) 由于器械试验的效果明显，因此需要的试验对象较少。一项典型的关键器械试验需要 500～1000 名受试者，而一项关键性药物试验需要 1000～3000 名受试者。

(3) 器械试验可能无法保证随机性或会使用器械特征。药物和器械试验的金标准是随机试验，但由于伦理影响，有时难以采用此设计。

(4) 器械试验经常无法实现全盲/半盲的试验要求。

(5) 试验期间器械的技术可能会发生变化。

药物和医疗器械之间在申办者的职责、研究者和监查员的选择、对 AE 的调查和监查的报告、研究者职责及记录保存方面存在很多相似之处。

1. 申办者的责任

(1) 药物（21 CFR 312.50–52）。

① 选择合格的研究员。

② 确保适当的监查。

③ 必要时将合同转移给 CRO。

(2) 器械（21 CFR 812.40）。器械试验申办者的责任与药物试验相同，但没有"必要时将合同转移给 CRO"。

2. 选择研究员

(1) 药物（21 CFR 312.53）。

① 选择经过培训和学习的合格研究员。

② 仅将研究产品（IP）运送给参与研究的人员。

③ 获得研究员的信息（CV，FDA 1572 表格，财务）。

(2) 器械（21 CFR 812.43）。器械研究员的选择过程与药品研究员的相同，但没有 FDA 1572 表格。关于选择研究者的信息也列在研究者协议中。

3. 选择监查员

(1) 药物（21 CFR 312.53d）。监查员是根据先前调查的监测培训和监测经验而选择的。

(2) 器械（21 CFR 812.43d）。监查员的选择与药物试验相同。

4. 监测报告

(1) 药物（21 CFR 312.56）。

① 如果发现不符合规定，请确保合规性或停止研究产品配送、中止试验，处置 / 归还研究产品。

② FDA（21 CFR 312.70）可以取消临床研究者的资格。

③ 如果研究产品存在不合理的风险，请中止研究。

(2) 器械（21 CFR 812.46）规定与药物试验相同，此外

① 请勿召回器械，否则会危及受试者的生命（如移植物）。

② FDA（21 CFR 812.119）可以取消临床研究者的资格。

③ 只有在获得 FDA 和 IRB 批准后，才能恢复对 SR 器械的终止研究。

5. 试验申办者向 FDA 报告

(1) 药品。

① 研究方案修正案（21 CFR 312.30）和 IND 修正案（21 CFR 312.31）。

② IND 关于严重和意外药物相关 AE 的安全性报告（21 CFR 312.32）。

③ IND 年度报告（21 CFR 312.33）。

④ 新的研究者报告是方案修订的一部分。

(2) 器械。

① IDE 补充应用程序（21 CFR 812.35）。

② IDE 意外的医疗器械不良反应的安全报告——UADE（21 CFR 812.150b）。

③ 如果使用了 SR 器械，则需要年度进度报告和最终报告（21 CFR 812.150b）。

④ 当前的研究者名单每六个月列出一次。

⑤ 由 IRB 确定 SR。

⑥ 任何试验申办者要求退还、维修或处置器械（如召回）。

⑦ 撤销 IRB 批准。

6. 意外的器械不良反应

由器械导致的或与器械相关的严重不良反应将对健康或安全造成威胁，甚至可能危及生命、导致死亡。出乎意料的是，在研究计划和申请中，这些不利影响或者其他与器械相关的可能会危及患者权力、安全或其他利益的无法预料的严重问题并不会在性质、严重性或发生程度上得到提前确认。

7. 试验申办者记录保留

(1) 药品（21 CFR 312.57）。

① 维护试验员的记录，包括财务公开。

② 维护研究产品装运 / 处置的记录。

③ 在获市场批准或研究用途中断后将记录保留两年。

(2) 器械（21 CFR 812.140）。

① 与药物试验相同。

② 获得市场申请批准后不再需要将记录保留两年。

8. 研究员职责

(1) 药物（21 CFR 312.60）。

① 确保根据调查计划并遵循 FDA 法规进行调查。

② 保护受试者的权利、安全和福利。

③ 确保按照第 50 条获得知情同意。

(2) 器械（21 CFR 812.100）。

① 与药物试验相同。

② 在 IRB 和 FDA（21 CFR 812.110）批准之前，口头允许潜在的受试者招募（如兴趣）。

（八）特殊器械和药物试验注意事项

1. 获得知情同意

(1) 知情同意的时机选择可能很困难，因为受试者经常需要在治疗的同一天入选（非选择性患者入选）。

(2) 手术过程中的某个时候，才能确认为使用特定器械的适应证。

(3) 受试者可能需要用药治疗。

(4) 研究员的技能水平和器械培训内容有所不同。

(5) 由于新受试者的涌入及技术的快速变化，研究员使用器械的培训可能会很困难。

2. 器械责任制

(1) 由于存储位置（即 OR 供应室）和器械尺寸／便携性影响，可能难以监管和控制器械库存。

(2) 某些器械需要有"多次使用"责任制。

(3) 试验期间器械技术的更改可能需要频繁更改库存。

3. 药物 / 器械管理

(1) 药物（21 CFR 312.61）。

① 在个人监督或小组调查员的监督下，对受试者进行研究产品管理。

② 仅向授权人员提供研究产品。

(2) 器械（21 CFR 812.110c）与药物试验规定相同。

① 许可器械在研究人员的监督下让受试者使用。

② 未经许可禁止他人使用。

4. FDA 记录检查

(1) 药物（21 CFR 312.58，68）。

① 试验申办者和研究者允许 FDA 访问、复制和验证与临床研究有关的所有记录。

② 如果 FDA 认为必要，调查人员的记录可以确定受试者。

(2) 器械（21 CFR 812.145）与药物试验规定相同。

5. FDA 有关此主题的网站

• 器械建议（CDRH）www.fda.gov/cdrh/devadvice/ide/index.shtml.

•《实验器械豁免手册》www.fda.gov/cdrh/manual/idemanul.html.

• 药物临床试验质量管理规范（FDA）www.fda.gov/oc/gcp/default.htm.

• BIMO 检查手册（请参阅 IRB、申办者或研究者）www.fda.gov/ora/
compliance_ref/bimo/default.htm.

六、组合产品

组合产品将药物或生物制剂与器械组合在一起。这些产品的示例包括：药物洗脱支架，药物输送系统，止血密封剂，光动力疗法，基因疗法，以及其他此类研究性疗法。组合产品由 FDA 医疗器械和药品审查人员组成的小组进行 FDA 审查。

组合产品面临的主要挑战性问题是，与 CDER 相比，申办者应了解 FDA 的 CDRH 不同临床和科学方法。FDA 确定组合产品是器械、药物还是生物制剂，主要取决于产品的作用方式。以下是根据产品的作用方式确定为器械、药物或生物制剂的组合产品示例。

- 器械：药物洗脱支架、胰岛素泵、透皮药物输送贴片、可植入药物输送、肺部药物输送和光动力疗法。
- 药物：脂质体加化学治疗、与艾滋病蛋白酶抑制剂联合治疗。
- 生物制剂：胶原蛋白加抗增殖剂。

应当指出，器械名称由 CDRH 命名，药物由 CDER 命名，而生物制剂由 CBER 命名。在大多数情况下，同一中心将承担牵头审查和管辖权。因为随着越来越多的组合产品出现，FDA 建立了组合产品办公室（Office of Combination Products，OCP），从而为制造商提供指导，以寻求组合产品的开发和市场批准，并解决在组合产品的上市前审查中经常出现的管辖权和其他问题。

（一）组合产品的挑战

1. 许多药物 / 器械组合产品是由器械公司开发的。

（1）可以将新的药物运送装置设计为运送已批准的药物，但这种装置包括不同的指示、运送方式和药物剂量表。

（2）未经药品公司授权可以访问其 NDA 和临床 / 临床前期文件，器械公司可能无法获得其器械的批准以交付改良药品。

2. 药物洗脱支架范例可能是一个新趋势。

3. OCP 和 FDA 将以这种新颖的方法为基础，提供组合产品法规，如下所示。

（1）在器械 IFU 中加入药物标签。

（2）继续由器械公司监视药物的 AE。

（3）启动特定产品的 CDER/CBRH 工作组。

4. 如果需要替换首要作用模式，则将基于以下条件分配主要管辖权。

(1) 组合中的创新驱动力。

(2) 产品的使用方式。

(3) 谁将使用该产品。

(4) 哪个中心在医学 / 科学领域拥有真正的经验。

5. 由于在产品开发阶段对监管和管辖权问题进行了评估，因此请尽早制定策略。

(1) 尽早与 FDA 进行沟通。

(2) 不要等到临床研究开始后才能确定 FDA 将如何监管该组合。

(3) 与中心的司法管辖区人员就司法管辖权问题进行非正式讨论。

(4) 确保您自己的公司具有跨学科的专业知识储备。

(5) 评估寻求 CDRH 主要管辖权相对于寻求 CBER/CDER 的管辖权是否更好。

(6) 评估已知的先例，以判断 CDRH 管辖权是否比 CDER/CBER 管辖权更有利。

(7) 评估该组合的 GMP/QSR 问题，并在 IND 前或 IDE 前会议上为 FDA 提出 GMP 管辖策略。

（二）FDA 审批流程

FDA 对组合产品的审批取决于药物和设备组件的单独监管过程。对于之前已获批准的药物，即使是现在用于不同的适应证，也比新的试验药更容易获得批准。对于试验药物，CDER 必须对药物的安全性感到满意。药物洗脱支架是这一流程申请的典型案例。波士顿科学公司生产的 Taxus 冠状动脉支架，在组合产品的药物部分中包含了紫杉醇。该药物较早被批准为抗癌药，因此这种批准促进了组合产品的批准流程，因为药物的安全性已经得到了肯定。

组合产品的主要挑战是定义其首要作用模式（primary mode of action，PMOA）。应该认识到，有些产品没有明确的 PMOA 标识：没有专门针对组合产品的应用程序说明，监管路径有时不明显（例如，需要交叉标识）。

建议申办者要求 FDA 召开一个 IDE/IND 前会议，讨论组合产品的适应证、潜在益处 FDA 管辖权、临床前试验、动物实验，以及临床试验研究计划。

（三）组合产品的挑战

1. 没有专门为组合产品设计的监管方案。
2. 没有专门为组合产品设计的市场应用。
3. FDA 要在现有的法律框架内开展工作。

七、FDA 与申办者会议

（一）概述

FDA 鼓励与研究的行业申办者举行不同类型的临床研究会议。这些会议通常为申办者和 FDA 提供以下益处。

1. 加速设计分析和开发计划的审查和批准。
2. 节省金钱和时间。
3. 允许 FDA 和申办者之间进行更多的合作。
4. 减少意外事件发生。

建议在与 FDA 会面之前，申办者应该仔细考虑预期的结果，以及他们是否为会议做好了充分的准备。在召开这些会议之前，申办者还需要准备其他一些问题：他们应该准备好，有效地管理自己的时间，让有资质的人来讨论重点问题，并可以准确清晰地澄清问题。还应该注意的是，如果在预先的 IDE 包提交后发生设备或方案更改，那么会议可能会被取消或推迟。申办者应该知道，这些会议无法提供保证或有约束力的承诺，除非事前已明确会议的目的是做决定或者签订协议。这些会议不会批准研究或设备。

（二）会议召开时间

在上市前的任何阶段都可以召开会议。

1. 进行"概念验证"动物实验之前。

2. 临床试验前期。

3. 将临床试验从可行性扩展到关键阶段之前。

4. PMA 提交之前。

5. PMA 提交期间。

6. 要求 510（K）或 PMA 的补充通知后。

7. 作为对 PMA 或 510（K）最终判决后的上诉，或对 IDE 不满意。

8. 作为做决定或达成协议的会议。

八、BIMO 检查

1. BIMO 项目是 FDA 对 GCP 和 GLP 进行现场检查的项目。该项目的检查内容包括以下几个方面。

(1) 临床研究者。

(2) 申办者、监查员、合同研究组织（Contract Research Organization，CRO）。

(3) IRB。

(4) 生物等效性实验室和设施。

(5) GLP 设施（非临床研究）。

该计划的目标是验证生物研究数据的质量和完整性，并保护人类研究对象的权利和利益。研究特定数据的审计要提前宣布。检查包括与临床研究者的面谈和深入的数据审计，以验证研究结果并验证研究者是否遵守法规。

2. BIMO 检查遵循以下程序。

(1) 良好的实验室管理规范。

(2) 临床研究者。

(3) IRB。

(4) 申办者、CRO 管理员。

(5) 在体生物等效性研究。

这些文件都可以从 http://www.fda.gov/inspections–compliance–enforcement–and–criminal–investigations/compliance–program–guidance–manual–cpgm/bioresearch–monitoring–program–bimo–compliance–programs 获取。

（一）临床研究者项目

这一检查审核进行人、兽药、医疗设备和生物制品临床试验的研究人员。有关研究人员职责的条例载于以下条目中。

1. 21 CFR 312（由于人体的药物）

2. 21 CFR 812（器械）

（二）GCP 的 BIMO 检查

对每一种新药申请和 PMA 都要进行 BIMO 检查。根据 FDA 收到的投诉（来自受试者、IRB 或同行），可以开展额外的 BIMO 检查。

（三）依从性分类

1. 不采取行动，即检查期间未发现不良行为或做法，或发现的不良行为尚不能作为采取进一步监管措施的理由。

2. 自愿行为，即发现不良行为或做法，但 FDA 不准备采取或建议任何行政或监管措施。

3. 官方行为，即如果发现重大不良行为，将建议采取监管和（或）行政措施。会发出警告信，并进行后续随访。

FDA 的后续行动可能会导致该研究被拒绝或研究者被取消研究资格。

（四）推荐为 BIOMO 检查准备主办方

1. 主办方有资质的临床或监管人员应与 FDA 检查员会面。这个人应该有能力及时回复 FDA 提出的要求。

2. 当你能获得支持时，积极地为事情辩护很重要。但是如果有任何错误发生，随时准备承认错误。

3. 主办方应提供以下信息。

(1) 临床人员及其培训记录（人员简历、工作描述、组织结构图）。

(2) 研究者和研究中心（包括研究中心信息，关键位置信息等）。

(3) 研究数据文件（CFR、安全和有效性数据、设备说明、监控报告等）。

(4) 研究遵循的程序（临床 SOP，任何特殊程序）。

4. 主办方应准备好回答任何有关研究数据或在研究中遵循的程序问题。

5. 分析或整理数据的临床团队（临床科学家、生物统计学家等）应该准备好回答 FDA 对数据提出的任何问题。

6. 监督该研究的临床团队应该准备好回答 FDA 任何关于该研究的监督问题。

7. 应准确地完成对 FDA 检查员的答复，并及时提供相关文件。

8. 良好的文件记录和对文件位置的了解是成功进行 BIMO 检查的关键。

9. 研究现场的数据应该是申办现场数据的镜像，所有问题都得到解决并记录在案。

10. 在研究过程中，应注意并纠正 FDA 之前提到的任何缺陷，如

(1) 没有对研究进行充分的监督。

(2) 未能记录监管访问。

(3) 没有临床 SOP。

(4) 没有维护产品问责记录。

(5) 没有选择合格的研究者。

九、研究者发起的临床研究

临床研究按照行业和研究者发起的试验进行分类，见图 5-3。

（一）申办者的监管要求

1. 负责人和合作人员（PI 或者 CO-PI）的简历。

2. 参加医师的有效行医执照。

3. 用于药物试验的 1572 表。

4. 实验室正常值。

5. 授权日志的授权许可。

6. IRB 许可。

7. FDA 许可。

（二）预算：研究中心的主要预算项目

研究中心对研究预算的审查可能需要很长时间才能完成，这是一项必须完成的任务，完成后才能签署研究合同。为缩短审查时间，我们鼓励研究申办者确定并提供包括以下项目的预算。

1. 前期管理成本。

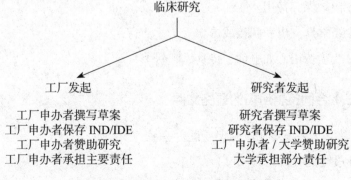

▲ 图 5-3 由研究者和工厂发起的临床研究

2. IRB 费用。

3. 研究的药品费用（药物研究时）。

4. 药品装备费用（药物研究时）。

5. 持续的药物调配费用（药物研究时）。

6. 研究启动费用。

7. 患者募集费用。

8. 筛选工作，包括筛选失败的成本。

9. 患者登记费用。

10. 患者护理和服务费用。

11. 住院和门诊服务费用（如导管检查、诊断服务、放射检查、护理等）。

12. 其他医生服务所需的专业费用。

13. 研究者的成就。

14. 对研究管理的补偿。

15. 专业性费用。

16. 研究员工薪酬和其他人事成本。

17. 设施和设备。

18. 物资补给。

19. 差旅费（用于研究者开会）。

20. 其他伴随的支付项目。

21. 记录保存费用。

22. 经常性支出和间接成本。

23. 杂项费用（如电话、传真、邮费）。

（三）合同签署所需的最终文件

1. 以下文件需要在研究现场最后签字。

(1) 最终的方案。

(2) 最终的预算。

(3) 财务状况披露表。

(4) IRB 许可。

(5) 研究者异议信。

2. 在研究者发起的临床试验中，需要准确回答以下问题。

(1) 谁是参与人？通常研究包括一个合作企业，由制造产品的工业公司和对进行和执行研究感兴趣的学术机构组成。

(2) 他们的角色是什么？双方的责任应在双方的研究合同中详细说明。通常，工业公司负责提供研究产品，而学术机构负责组织、执行和管理研究。

(3) 如何控制研究者发起的研究的风险？

3. 工厂

(1) 无效使用不支持战略计划的资源（资金和人员）。

(2) 缺乏前期计划导致潜在的未经验证的数据不能用于发表，或不满足 FDA 提交要求。

(3) 数据结果与当前数据结果或战略计划相反。

(4) 市场影响产生预算不恰当。

(5) 因不遵守规定而引起的法律纠纷。

4. 研究机构 / 研究者

(1) 本地赞助不确定。

(2) 作为发起人的资源不足。

(3) 提交 / 发布未经验证的数据（虚假声明）。

(4) 对研究对象安全性的关键影响。

(5) 不遵守规则导致的法律纠纷。

(6) 对场地资金来源缺乏保障。

一个合适的研究者发起的研究项目的标准是什么？研究者发起的研究应如何审查和处理？负责计划和执行研究的一方制订临床方案等。在各相关方审查结束后，研究还要由 FDA 和 IRB 审查。

第6章 全球临床研究和 CE 认证过程的挑战

Challenges of Global Clinical Studies and the CE Mark Process

　　如何协调美国 FDA 法规与欧盟医疗器械指令（Medical Devices Directive，MDD）之间的差异，是当前许多医疗器械制造商面临的关键问题。在这两种法案的复杂和不同之处的背后，其根源确是存在着基本的相似之处。最重要的是，这两种体系都有相同的目标：确保医疗器械公司稳定持续生产出安全的产品。这两种法案都强调良好的制造和设计控制过程。只有符合 MDD 要求的公司才能获得 CE 认证，然后他们的产品才可以在欧盟市场销售。

　　即使已经满足 FDA 上市前批准要求的公司，MDD 也可能提出更复杂的要求。合格评定是指公司用以证明其产品符合 CE 标志要求的过程和程序，因产品类别不同而有所不同。因此，缩小美国和欧盟要求之间的差距可能会因产品类型而有所不同。需要注意的是，欧盟法案分为 4 类（Ⅰ类、Ⅱa 类、Ⅱb 类和Ⅲ类），而 FDA 法案分为 3 类（Ⅰ类、Ⅱ类和Ⅲ类）。此外，在美国，同一类别的产品在不同时期对上市前通知有不同的要求——如 510（K）与上市前许可（PMA）的比较。而欧盟的产品批准却完全基于类别，而且每次提交都必须完全符合相同的要求。

　　FDA 增加了所需信息的范围，包括技术和安全标准、风险分析和设计控制，还综合了 510（K）的范围。FDA 处理的许多问题与基本要求相同，并涵盖了相同的检查。因此，最近通过了 FDA 综合 510（K）和 PMA 法案申请的公司，应该也能符合大多数欧盟要求。许多 ISO 或 FDA 要求的其他标准与欧盟标准相同或等同。因此，如果一个公司能够满足 FDA 的要求，它通常也能通过欧盟标准的批准。

本章阐明了全球临床试验的重要性和不断增加的数量，以及 FDA 在全球研究中接受国外临床研究地点的建议。提供操作提示和建议，是用以明确美国和欧盟在临床法规和临床实践上的差异。此外还介绍了 CE 认证及其要求，以及 CE 认证与 FDA 在医疗器械分类和器械通关过程方面的重要区别。在欧盟，设备的通关取决于设备的安全性和性能（是否如预期的那样）。性能监测可以是与类型和设备相关的技术测量。例如，支架的技术成功，或介入前后血管直径的测量，都可以代表该设备的性能。相比之下，美国的审批程序更依赖于证明该设备的安全性和有效性。设备的有效性是指与设备直接相关的临床效益，或替代测量后产生的临床效用。最后举一个支架的例子，有效性终点是指可以反映支架系统的临床效用，如降低主要不良事件（major adverse event，MAE）的死亡率，以及心肌梗死和卒中的发生率。

一、全球试验的注意事项

作为全球临床试验的一部分，药物和设备赞助商面临着增加国际临床试验研究中心参与的巨大压力，原因如下。

1. 由于样本量的需求增加，需要及时招募更多的受试者参加试验。国际试验研究中心可能会提供具有相同疾病或症状特征的大量受试者。

2. 能否获取到国外具有某些症状的特定受试者人群，如传染性、细菌性和病毒性疾病。

3. 在一些国家进行这些试验的成本降低

(1) 因为一些国家药物、调查人员和住院费用均下降。

(2) 实验管理费用也显著下降。

4. 国际试验研究中心会有更少的竞争性试验，从而加速研究进度。

5. 该地区未来高增长的市场前景。

然而，开展全球临床试验可能存在以下挑战。

- 缺乏协调标准。

- 监管方案和时间表不同。

- 数据保护和数据保密。

- 知情同意（语言、文化和地缘政治障碍）。

- 试验的参与度。

- 研究者 / 劳动力。

在新兴国家开展全球临床试验对患者、研究者和国家的主要优势在于以下几个方面。

- 受试者享受到更好的照护。

- 资源培训能够符合国际高标准。

- 提高医疗实践标准。

（一）欧洲的现状

欧盟的扩张导致了欧洲伦理研究上的矛盾。但是，对整个欧洲来说，协调研究者的伦理标准很重要。无法理解这些差异可能会导致临床试验的结果发生改变和理解上的偏差。面临的挑战是如何发现当地、国家和国际惯例与做法的差异，同时发展新方法用于发现和理解当今欧洲临床试验中新出现的伦理和法律问题。

（二）区域伦理问题

区域伦理考量包括一些重要问题，如一个地区对伦理的漠视，这将对临床试验的设计、进行和分析产生重要影响。

知情同意的问题可能包括患者、医务人员和研究者总体上如何理解知情同意？这些国家在临床试验中如何实施知情同意原则？该地区如何改善知情同意的做法？

　　伦理标准问题可能包括：在临床试验中如何实施（国际／欧盟）伦理标准？欧盟标准如何改善新成员国和候选国家临床试验的伦理质量？

　　EC 的考虑因素包括有关 EC 当前角色的问题：在该地区如何看待 EC 成员对社区的责任？如何改善他们的作用？EC 和程序的标准如何改善？在欧盟成员国之间，EC 的组成差异很大。有些人知识渊博，表现出独立性；有些人则缺乏知识和独立性。在成员国内部及整个欧盟范围内，都需要标准化的伦理规范形式，流程和文档，以减少伦理规范应用程序的官僚主义，并使之更加统一和有效。

　　利益冲突问题可能包括：如何在该地区感知和管理利益冲突（例如，社会接受度）？利益冲突增加／减少／保持不变吗？该地区医疗保健服务的可用性，以及私人、州或保险等医疗服务的类型会影响临床试验的设计、进行和分析吗，抑或是影响医学研究？医院是否以一些手段比如说通过提供保险来保护"补偿"、时间、同行评议、统计建议，以及友好的研究氛围，来支持研究和临床试验？该国的患者普遍愿意参加临床试验／医学研究吗？原因是什么？这是否因不同的研究类型、疾病的类型和严重性或患者的年龄和性别而异？是否有任何传统或既定的医学或临床实践或临床组织问题会影响临床试验或研究的设计、进行和分析？欧洲法律及其当地国家的实施如何影响临床试验和研究的设计进行和分析？

　　在某些州，研究正变得越来越官僚主义。

　　1. 在不鼓励进行研究的地方，某些合法项目的成功可能会受到阻碍，从而使相关人员从良好的项目设计中转移。

　　2. 被阻止参加临床研究的研究者可能会进行动物或分子研究，因为官僚主义越少，产出率越高。

　　3. 制药公司的商业研究主要在新成员国中进行。

　　4. 随着用于独立科学研究的资金、时间、支持和设施的减少，医院对独立科学研究的支持正在下降，而把注意力放在成本与患者营业额的权衡上。私人医院在医疗保健方面占有更大的份额，但是在该领域缺乏研究。

（三）文化问题

该国是否有任何特定的文化影响力影响临床试验的设计、进行和分析？在某些欧盟国家中，患者对医生的内在信任导致临床试验的患者依从性较高。文化方面也常常与宗教传统有关。为了更深入地了解文化对欧洲临床试验实践的影响，还需要做更多的工作。仅用几个问题就很难涵盖国家之间的差异。需要涉及更多国家的研究。这样的研究应该是定量的和定性的。应当指出，全球化对文化的影响不容忽视。

1. 该国的患者多少同意接受医学试验？在一些国家发现，人们对亲朋亲近的人进行医学试验比对自己更谨慎。

2. 人们愿意接受多少对患者（自己、亲戚或密友）的医学试验？新闻界和媒体对人们进行的试验有何反应？新闻界可能会不信任医学试验，有时是有充分理由的。科学家已经习惯了不确定性和辩论性的概念。但是这与健全的新闻报道不太吻合。科学家需要更多地意识到新闻界的局限性，以及需要准备对媒体友好的声明。此类陈述不应夸大调查结果，而应以非专业人员清楚的语言进行交流。

3. 医生是否容易推荐尚不为人知或结果不确定的药物和技术？医生通常会警惕推荐未知或对患者具有不确定不良反应的药物和技术。

（四）技术问题

一个国家是否存在特定的技术，可能会影响临床试验的设计、进行和分析？在某一国家／地区普遍使用新技术之前，是否要通过受控的临床试验过程？在对患者使用新设计的医疗设备之前，是否获得了伦理批准？本地（大学或医院）设计的设备与大型制造商生产的设备相比是否有豁免？是否有任何地方（政府或慈善机构）补助金可用于开发新的医疗设备？

二、全球协调工作任务的挑战

（一）对工作人员的挑战

全球统一工作人员面临的挑战可总结如下。

1. 监管模式因国家而异。

2. 系统的成熟度各不相同。

3. 欧洲国家之间存在重大文化差异。

4. 即使对于 FDA，在短时间内也难以将非约束性的"指南"纳入立法和（或）法规。

5. 经济刺激和抑制措施。

（二）临床试验中知情同意的挑战

额外的挑战与以下方面的处理不当有关。

1. 知情同意。

2. 保密。

3. 利益冲突。

4. 护理标准。

5. 缺乏诚实的数据报告。

6. 研究者的不端行为和专业不称职。

7. 明确给研究主体社区带来的好处。

三、FDA 关于接受国外临床研究中心的建议

1. 在提议建立国际研究中心时，美国卫生部向 FDA 提出的基本建议

(1) IRB 必须遵守国际伦理标准，《赫尔辛基宣言》或《国际协调会议》，

以及当地法规。

(2) 合格的调查员必须接受频繁的监管和 FDA 检查。

(3) 国际研究中心必须有足够的研究设施。

2. 当建议在国外建立内部研究中心时，美国卫生部向 FDA 提出的具体建议

(1) 获得有关国外 IRB 执行方式的更多信息，因为 FDA 对许多国外运作中的国外机构审查委员的了解很少。

(2) 通过与美国卫生部或其他政府机构 [如美国国立卫生研究院（National Institute of Health，NIH）] 合作，帮助国外 IRB 培养能力。

(3) 鼓励资助者从国外研究者那里获得他们遵循研究原则的证明。

(4) 鼓励加强对申办者的监控。

(5) 开发数据库以跟踪国外研究的发展和水平。

四、进行全球临床试验的操作提示

某些操作程序在全球临床研究中很重要，因为计划将国际研究中心纳入研究范围，并将最终临床报告提交给 FDA 和其他国际监管机构。首先，鼓励美国和国际临床团队之间尽早进行沟通，以协调某些规章和研究方案的程序，以使国外规章与美国的规章兼容。协调的示例可能包括以下方面：报告病例报告表中的计量单位，报告 AE 或联合用药。

在从研究者到申办者或监管机构对 SAE 的报告，美国与某些国际研究中心之间可能存在差异。关于不良事件的严肃性或严重性，美国法规和欧盟标准在定义或措辞上有所不同。欧盟法规（EN 540）根据 AE 严重性等级（轻度、中度、严重和危及生命）来定义不良事件的严重性。该标准解释说，SAE 满足研究用器械豁免政策研究中列出的 SAE 几乎相同的条件（导致死亡、住院或长期住院；需要干预；导致先天性异常，恶性肿瘤或遗留损害）。美国的研究用器械豁免政策法规使用术语"严重"定义以上

事件。为了避免 AE 的严重性定义上的差异，申办者尝试根据严重性和严重程度来定义 AE。

因此，为避免美国和国际研究中心之间的度量单位混淆，可以提供单位定义的替代方法，或者可以指示临床站点在研究中应使用哪些单位。全球临床试验中临床规范程序同步的另一个示例是协议伴随药物的使用。由于经济或其他原因，某些国际研究中心使用的替代药物不同于美国使用的替代药物。为了避免方案偏差大，如果对研究结果没有影响，则应在研究方案中提供这些替代药物的选择（有关全球临床研究的更多详细信息，请参阅第 8 章）。

此外，美国和国际临床团队应协调病例报告表，并为单位定义提供多种选择，或指导研究者具体使用哪个单位，以免对这些单位造成任何混淆。由于与美国相比，欧洲使用了不同的单位，因此既应为单位指定单位定义和转换，也应指示网站使用特定单位。例如，项目的单位，重量（应以 lbs 或 kg 为单位定义），身高（以 in 或 cm 为单位），血糖（mg/dl 或 mmol/L），以及这些参数是否由单个单位系统定义。同样重要的是，调和美国与其他国际地区之间某些 AE 的定义及其报告时间表的差异。

最后，在设备试验中，设备效果的中心与中心之间的变化可能是由于医生的经验或使用或植入设备的培训所致。其他变化可能是由于患者人数，患者管理系统和报告做法不同而引起的。需要科学上可靠的解释来说明各个研究中心之间数据的差异。当多中心试验包括国际研究中心时要注意国际研究中心之间在卫生系统质量方面的任何差异，比较分析可能会变得更加关键。

（一）临床试验分配的挑战

根据研究，影响药物效力的最重要因素之一是在受控环境中保持药物效力的能力。

（二）分配的风险

在存储、处理或分配对温度敏感的临床试验材料存在于显著的安全和财务风险。

1. 主要风险

(1) 必须遵守全球法规和基于标准的规定。

(2) 患者被视为不安全的产品。

(3) 产品被拒绝。

(4) 批次内发生不一致。

2. 监管趋势

(1) 产品分销的责任最终归于制造商，但责任存在整个供应链。

(2) 加强对整个供应链环境的监督，管理和控制。

(3) 温度控制和监视已变得越来越重要。

(4) 高度重视患者安全，将重点放在产品质量上。

五、CE 认证的过程和挑战

CE 认证源自法语的缩写"Conformité EuroPéene"。CE 是强制的设计审查、风险识别和缓解流程，旨在最大限度地降低产品对人类、动物和环境的风险。在超过 29 个欧洲国家／地区销售产品必须提供 CE 认证。CE 认证向买方（或用户）证明产品符合欧洲标准中定义的所有基本安全和环境要求。CE 认证标准（93/68/EEC）在 1993 年获得通过。

CE 认证被欧盟成员国采用，即奥地利、比利时、塞浦路斯、捷克共和国、丹麦、爱沙尼亚、芬兰、法国、德国、希腊、匈牙利、爱尔兰、意大利、拉脱维亚、立陶宛、卢森堡、马耳他、荷兰、波兰、葡萄牙、斯洛伐克、斯洛文尼亚、西班牙、瑞典和英国。欧洲自由贸易区（EFTA）和欧洲经济区（EEA）的国家（即冰岛、挪威、列支敦士登和瑞士）也获得了

CE 认证。未来的参与国可能包括保加利亚、罗马尼亚和土耳其。CE 认证足以允许向所有 EC 成员出口药品和医疗器械。

（一）CE 认证流程

为了符合 CE 认证要求

1. 确定适用的 EU/CE 标准。多个标准可能涵盖单个产品，因此必须确定涵盖产品基本要求的适用标准。

2. 根据"基本要求"评估您的产品。产品必须满足指令中适用的基本要求，以保护人类、动物和环境。

3. 选择适当的合格评定模块。CE 合格评定被细化为模块化系统，并且程序制造商要求被证明他们的产品是合格的。

4. 如果需要，请选择一个指定的机构。您的合格评定模块将指示您是否需要雇用指定机构（NOBO）的服务。NOBO 必须位于欧盟的地理范围内。位于欧洲联盟任何地方的 NOBO 的批准在整个欧洲均有效。也可考虑使用欧洲 NOBO 的美国子公司。

5. 应用相关的产品标准。例如国际标准化组织（ISO）和欧洲标准（EN）。

6. 进行任何必需的测试。一些标准需要产品测试。因此，请选择熟悉产品和测试的实验室，然后选择测试实验室指定机构。

7. 组装并提交所有必要的文件。关键文件是技术文件（TF）、合格声明和 CE 认证徽标。

8. 任命一名授权代理。如果需要，请指定一个授权代理，该代理可以是一个人或组织，以确保在欧洲容易获得制造商的技术档案，并在遇到挑战或审核时代表您采取行动。对于医疗设备，此要求是强制性的。

9. 解决欧洲的回收和处置要求。

10. 贴上 CE 认证徽标。

（二）CE 认证与欧洲统一

欧盟开发了 CE 认证，以控制欧洲境内药品和医疗器械贸易中的产品安全和健康问题。在 CE 认证之前，制造商必须遵守多个且通常不一致的国家产品评价体系。CE 认证由欧盟委员会下属的企业总局管理。欧盟委员会大约相当于美国的内阁机构。CE 认证涵盖与产品的设计、开发、生产、文档、销售和分销有关的广泛活动。制造商必须审查甚至更改产品，以确保其在设计、性能、材料、标签、文档、制造过程和包装上均符合 CE 认证。根据欧盟法律，"将产品投放市场或投入使用"的公司应对 CE 认证负责。产品的赞助商可以是制造商、分销商、代理商或代表。但是，大多数情况下，实体制造商最终应对 CE 认证负责。CE 认证的好处可归纳如下：它为 4.55 亿人提供了广阔的市场，可与美国市场相媲美。CE 步骤可能会导致产品更安全和（或）增强制造工艺，但是 CE 认证也简化了制造商必须遵守多个相互冲突的国家法规体系的要求。

CE 认证是由海关官员，市场监督机构和法院在国家一级实施的。不合规的产品可能会被退出服务，并被欧洲市场永久禁止。违反 CE 认证要求的制造商和供应商甚至可能会受到刑事和（或）民事处罚。

（三）CE 认证程序

1. 进行认证查询 / 请求建议。

2. 提交申请表 / 注册。

3. 确定指令标准。

4. 查看技术文件。

5. 遵守审核 / 检查和测试。

6. 发出 CE 通知 / 国家实验室。

7. 获得验证 / 声明符合性 / 粘贴 CE 认证。

8. 收到合格 / 验证证书。

9. 提交监视审核。

10. 有满意的客户提供市场。

（四）协调工作的挑战

政府的不同部门监督着临床研究的不同政策范围，这使一个 GHTF/ISO 小组难以解决所有问题。全球协调工作组（Global Harmonization Task Force，GHTF）负责协调法规。

六、国际标准 ISO 14155

国际标准 ISO 14155 具有以下目的。

1. 用于评估医疗设备在受试者中的临床表现。

2. 规定进行临床调查以确定人体中医疗器械的性能和安全性的要求。

3. 提供用于设计、实施、数据收集、文档编制和临床研究进行的书面程序的框架。

4. ISO 14155-1 定义了医疗器械临床调查的进行和执行程序，以保护人类受试者，确保调查能够科学进行，并且协助发起人、监查员、调查员、EC、监管机构和其他参与其中的机构对医疗设备的合格评定。

5. ISO 14155-2 提供了医疗设备临床研究计划（CIP）的要求。

（一）ISO 14155-1

1. 适用范围

ISO 14155-1 适用于所有临床研究。

(1) CE 认证之前的调查。

(2) 上市后监督。

(3) 市场营销研究。

该国际标准定义了医疗器械临床研究的实施和执行程序。它规定的一

般要求涉及

① 正在受试者中评估临床性能和安全性的所有医疗器械的临床研究。

② 规定对医疗器械临床研究的组织、实施、监查、数据收集和记录的要求。

2. AE 的定义

关于 AE 的新术语，引入了"严重(serious)"代替"重度(severe)"和"近乎 SAE"有两个原因。

(1) 术语"严重（serious）"比"重度（severe）"更加符合国际协调会议（International Conference of Harmonization，ICH）指南。

(2) 术语"近乎严重（near serious）"医疗器械不良反应更加符合医疗器械（medical device，MEDDEV）指南。

SAE 被定义为：①死亡；②受试者的健康状况严重恶化，导致危及生命的疾病或损伤；身体结构或功能的永久性损伤；住院或延长现有的住院治疗；需要进行医学或手术干预以防止身体结构或功能永久性损伤。

3. ISO 14155-1 和 MEDDEV 的比较

(1) MEDDEV 没有提及住院延长现有的住院治疗。

(2) MEDDEV 包括影响临床工作人员健康的事件，而 ISO 没有提及。

4. ISO 14155-1 和 FDA 的定义

ISO 14155 和 FDA 对重度 AE 的定义相似，然而，ISO 14155 标准将严重医疗器械不良反应定义为：若未采取适当的措施、没有采取干预措施或在不适宜的情况下，导致出现任意一种 SAE 的特征或任意一种不良后果的医疗器械不良反应。

MEDDEV 指南中将严重医疗器械不良反应定义为可报告的事件："导致死亡的事件，导致患者、使用者或其他人的健康状况严重恶化的事件。"注意，ISO 14155 并未提及"使用者或其他人"。

MEDDEV 指南第二部分对严重医疗器械不良反应的定义引入了术语"近乎 SAE"。对此与 FDA 定义进行比较。

意外的医疗器械不良反应（unanticipated adverse device effect，UADE/

UDAE）是指对健康或安全造成任何严重不良影响、由医疗器械导致的或是与医疗器械相关的任何危及生命的问题或死亡，前提是该影响、问题或死亡事先没有在医疗器械应用中对性质、严重性或发生程度进行定义；或与受试者的权利、安全或利益相关的任何意外的医疗器械问题。

5. 如何实施 ISO 和 MEDDEV 程序

(1) 在临床部门，根据 ISO 14155 标准的定义更新 SOP、研究方案和其他说明（如病例报告表说明等）。

(2) 对公司程序的全面警惕应明确 MEDDEV 相关的 CE 认证医疗器械与用于临床研究的 ISO 14155 定义之间的区别。

6. 补充说明

可报告事件的时间表与 CE 认证的医疗器械相同。因此，继续将 SAE 与近乎 SAE 区分开。

7. 新定义

请注意，这些定义仅供参考；公司应继续使用在实践中发挥作用的定义。

(1) 协调临床研究者：此类别与旧版 EN 540 对主要研究者的定义一致。

(2) 主要研究者：新定义为中心特定的主要研究者。

(3) 研究中心 / 现场（EN 540 中缺少）。

(4) 源数据（EN 540 中缺少）。

(5) 源文件（EN 540 中缺少）。

8. 临床研究论证

(1) 介绍了对已发表的文献和可获得的未发表医学和科学数据与信息进行回顾的必要性。EN 540 仅规定研究员手册需要提供文献综述。请注意，这不一定是临床研究论证的一种类型。

(2) 在剩余风险与临床研究预期收益之间取得平衡。

(3) 提出是否需要在临床研究开始前进行必要的风险分析。

(4) 指出符合 FDA 指南欧盟和全球试验条款的要点。

9. 一般要求

开始临床研究之前需要获得监管部门的批准；EN 540 中未提及该要求，但应在临床标准操作规程中列出。此外，必须在报告和发布任何数据中确保受试者信息的隐私性和保密性。使用单独的清单来识别受试者姓名。

注意

① EN 540：没有提及患者名单。

② 21 CFR 812：需要对患者进行识别。

③ 数据保护法和 HIPAA：在使用患者姓名、姓名缩写或出生日期不存在矛盾。GCP 监管机构目前正在研究如何遵循这些注意事项。主要的担忧是基于网络的数据。

为了确保患者的隐私性，标准做法是在知情同意的情况下开展临床研究，并告知患者以下有关的信息。

(1) 在哪些时间点收集哪些数据。

(2) 数据处理人，请求访问源文档的管理员。

(3) 数据处理点（在哪个国家／地区）。

(4) 禁止访问数据。

(5) 国家授权的请求如适用。

暂停或提前终止一项临床研究可能附带新规定，但根据申办者的职责，在 EN 540 中未完全说明（在 EN 540 中未提及向 EC 报告）。

关于文件和数据管控

(1) 所有文件和数据均应以此类方式生成和维护，以确保对文件和数据的管控，并在合理可行范围内尽可能地保护受试者隐私。

(2) EN 540 中新增章节省略了对该问题的描述，但文件和数据管控符合 21 CFR 812。

该文件应考虑所有研究对象。除了参加临床研究的所有受试者外，也应考虑并记录那些退出研究或失访的受试者。

新章节符合 EN 540 和 21 CFR 812。

在获得临床前期和临床研究信息时，监查员应有权访问所需的原始文件和其他信息，以确保研究者符合临床研究方案和规章制度，并评估临床研究的进展。

关于所有临床信息的审核，新增章节符合 EN 540，且符合 21 CFR 812："临床研究者应允许对其临床研究程序进行审核。"

10. 知情同意

EN 540 几乎没有描述任何知情同意的过程和内容，而 21 CFR 50 对知情同意进行了非常详细的描述。与 EN 540 相比，ISO 14155 和 21 CFR 812 均要求书面知情同意，其中规定"最好采用书面形式"。

(1) 获得知情同意流程的指南。

① 避免强迫或不适当地干预受试者参与。

② 不可对受试者的合法权利弃权处理。

③ 使用非技术性和易于理解的语言。

④ 给受试者足够的时间考虑参加研究。

⑤ 包括受试者和研究者注明日期的签名。

⑥ 描述特殊情况。

⑦ CIP 中记录知情同意过程。

(2) ICF 内容和 ICF 声明（符合 21 CFR）。

(3) 知情同意声明。

(4) 知情同意协议。

① 必须同意参加并遵守研究。

② 必须同意将参加临床研究告知他 / 她的私人医生；或声明他 / 她不同意发布这些信息。

③ 必须同意将其相关个人数据用于临床研究。

11. 文档

(1) 研究者手册，重点放在风险分析的结果上。

(2) 其他文件。

① CIP。

② 每位研究者的简历注明日期和签名。

③ 参加机构的名称（研究者名单）。

④ EC 审批意见。

⑤ 与官方机构的通信记录 *。

⑥ 协议 *。

⑦ 保险证明 *。

⑧ ICF 和其他的患者信息。

⑨ 病例报告表。

⑩ AE 和医疗器械不良反应报告单 *。

⑪ 监查员的名称和联系地址。

（*. 与 EN 540 相比，采用了全新的指南，但这符合美国的 IDE 要求。）

12. 申办者的职责

申办者职责详细说明如下。

(1) 临床研究活动仍然由申办者的职责，即使某些活动已转包给第三方。

(2) 所有指定用于临床研究的医疗器械必须充分描述。

(3) 偏差必须由申办者跟进并修正。

(4) 申办者根据感知风险将 SAE 传达给其他研究人员。

(5) 申办者告知研究者医疗器械发展阶段和临床研究要求。

(6) 申办者确保精确的医疗器械责任制具有应用程序的可追溯性。

13. 监查员的职责

监查员必须确定

(1) 符合研究计划。

(2) 根据研究计划使用医疗器械。

(3) 数据精确且与源文件一致。

(4) 按照计划进行器械维护和校准。

(5) 记录退出和无依存性的受试者。

14. 研究者的职责

(1) 确定研究者的资格。

(2) 资源充足。

(3) 避免利益冲突。

(4) 受试者在签署知情同意前必须熟知临床研究计划。

(5) 支持监查员执行源文档验证和归档正确的案例报告。

(6) 向 EC 上报严重医疗器械不良反应。请注意，一些 EC 可能希望了解所有 SAE，而不仅仅是与医疗器械相关的。

(7) 将 AE 和 SAE 告知申办者。

(8) 在医疗记录中对研究进行鉴定。

(9) 受试者可获得急救护理。

(10) 在临床研究期间和研究结束后确定所有临床数据的准确性、易读性和安全性。

①所有病例报告表均应由监查员签名。

②任何改动均应由授权人员进行，签名并注明日期，并保留原始条目以进行比较。

(11) 保留所有数据。

(12) 所有医疗器械均位于研究中心。注意接收到的医疗器械数量应该与实际使用数量、丢弃或退回的数量达成统一。

15. 附录

资料性附录包括

(1) EC 提交的文件。

(2) 文献综述。

(3) 撰写总结报告。

（二）ISO 14155 第一部分的修订方向

1. AE、方案和总结报告的某些术语和定义的预期变化。

2. 临床研究设计要求的预期变化。

3. 为使标准更加符合 ICH 指南而进行的更改。

4. 关于由什么组成"审核""独立数据监查委员会""器械故障"等更明确的信息。

5. 在知情同意情况下更明确地定义"不可预见的风险"。

（三）ISO 14155 第二部分

人体医疗器械的临床研究

1. 必须有明确的临床研究计划。

2. 必须提供所有参与方的清单，包括申办者、研究者、合作研究者、监查员、研究中心，以及其他机构。

3. 必须包括监查安排和原始文件验证。

4. CIP 必须指定数据和质量管理程序。

5. 必须包括简介、批准和协议。每个中心的协调研究者和主要研究者同意并签署 CIP。

6. 必须识别并描述医疗器械。

(1) 主管部门希望在临床研究期间避免对医疗器械作重大变动，因为可能会导致无效数据合并。

(2) 该医疗器械的用途和禁忌应明确。

(3) 应描述所有与体液接触的材料。

(4) 使用、准备、处理要求和使用前的安全性检查应充分说明。

(5) 应总结使用必要的培训。

(6) 应说明使用医疗器械涉及的所有必要程序。

7. 必须包括文献综述，作为进行临床试验的理论支持。

8. 必须审查临床前期测试、现有临床数据和器械的风险分析。

9. 必须声明研究目的。

10. 必须在临床研究的设计中包括以下几个方面。

(1) 对照。

(2) 避免偏倚的方法。

(3) 研究终点。

(4) 测量指标以及何时进行。

(5) 使用的测试器械。

(6) 资格标准。

(7) 患者入组时间点的定义。

(8) 研究流程说明。

(9) 退出标准。

(10) 具有统计学合理性的受试者人数。

(11) AE 记录、安全数据分析。

(12) 适用医疗器械的使用期限。

(13) 任何可预见的潜在影响因素。

11. 必须考虑统计的因素如下。

(1) 样本量的合理性。这个标准是为了验证在早期试点试验中考虑小样本是合理的。

(2) 通过 / 失败标准。

(3) 中期分析的规定。

(4) 数据统计和亚组分析的标准。

(5) 临床研究计划偏差。

(6) 研究者需要向申报人报告与 EC 和 CA 相关的问题。

12. 必须考虑 CIP 修正。

13. 必须报告 AE 和 SAE。

14. 必须解释研究提前终止。

15. 必须提出出版计划。

16. 必须填写病例报告表。

17. 必须包含资料性附录，以指导病例报告表填写。

七、FDA 与 CE 认证临床试验之间的差异

与美国相比，欧盟对器械的监管方式存在很大差异，尤其体现在上市前批准所需的临床数据方面。这导致美国的上市批准与欧盟存在重大差异，尤其是在高风险的Ⅲ类医疗器械中。欧盟上市医疗器械所需的时间比美国短。

（一）欧盟程序

绝大多数欧盟医疗器械，从外科手术手套到维持生命的可植入医疗器械（如心脏瓣膜）受医疗器械指令（Medical Devices Directive，MDD）监管。这意味着带有 CE 认证的医疗器械可以在整个欧盟范围内自由流通而没有任何市场障碍。

（二）CE 认证程序

欧盟医疗器械法规的一个关键方面是，确保医疗器械符合基本要求的责任在于制造商。欧盟医疗器械的分类不同于 FDA 的分类。在美国，医疗器械被标记为Ⅰ类、Ⅱ类或Ⅲ类。Ⅰ类是低风险器械，Ⅱ类是中风险器械，Ⅲ类是高风险器械。欧盟医疗器械被标记为Ⅰ类、Ⅱa 类、Ⅱb 类或Ⅲ类。Ⅰ类是低风险器械，Ⅱa 类是中风险器械，Ⅱb 类是中等高风险器械，Ⅲ类是高风险器械。对于压舌器或结肠造瘘袋等低风险器械（Ⅰ类），制造商可以自行声明其符合基本要求。对于中高风险医疗器械（Ⅱa 级、Ⅱb 级或Ⅲ级），制造商必须要求第三方评估合格性。在某种程度上，制造商可以在医疗器械和（或）制造系统的"合格评定"方法中进行选择。最终结果是制造商利用合格证书申请产品 CE 认证。

CE 认证程序的另一个主要方面是，不像药品，医疗器械合格性评估不是由药品和器械的监管机构（欧盟成员国主管部门或中央机构，例如 EMEA）进行的。CE 认证系统在很大程度上依赖于对医疗器械实行管控的

第三方指定机构。

大多数第三方指定机构是独立的商业组织，由相关成员国通过国家主管部门指定、监督和审查。目前，欧盟内部有 50 多个活跃的第三方指定机构。公司可以自由选择任何第三方指定机构来评估正在审查的特定类别的医疗器械。认证批准后，上市后监督职能由成员国通过主管部门负责。

（三）临床数据要求

欧盟医疗器械法规要求哪些临床数据？这与美国的 FDA 要求有何不同？如前所述，CE 认证程序中需要临床数据来自于要求证明医疗器械是安全的，性能符合制造商的预期，且当对医疗器械的益处进行权衡时，任何风险是可以接受的。"临床数据"（clinical data）一词是一个广泛的概念，包括从台架试验到人体临床试验的所有内容。如 MDD 中所述，用于 CE 认证的临床数据可以采用以下两种形式之一。

1. 根据医疗器械和技术的预期目的对目前可用的相关科学文献进行汇编，可适当包含对汇编进行批判性评价的报告。

2. 专门设计的临床研究的结果和结论。

第一种也称为"文献路线"，通常被制造商用于中低风险医疗器械（Ⅰ类Ⅱa 类）CE 认证，可以通过非临床数据（如台架试验和动物实验）和医疗器械已有的临床数据（已公开或未公开）或通过与等效器械已公开数据的类比生成的数据来证明其安全性和性能。

（四）临床研究路线

大多数医疗器械临床评估的具体要求在指南中没有体现。在没有此类具体要求的情况下，制造商必须决定哪些数据足以进行 CE 认证（受试者数量、研究设计类型、主要和次要终点、评估类型和时间表、患者最短随访时间等）。在开始临床试验之前，可以咨询第三方指定机构，以验证研究方案是否能够生成足够数据用来 CE 认证。CE 认证试验的目的是证明安全性和性能。因此，这些试验大多数是非随机、单臂、可行性研究，涉及少于 100 名患者，其主要目的是证明安全性。

（五）美国方法

在美国，医疗器械审批流程是不同的，尤其是在高风险医疗器械所需的临床试验的范围和规模方面。为了获得欧盟批准上市，制造商必须证明该医疗器械是安全的，且其运行方式与制造商的预期用途一致。为了获得美国批准上市 III 类高风险（和某些 II 类）医疗器械，制造商必须证明该医疗器械是安全有效的。这通常需要涉及数百名患者的前瞻性、随机对照、有足够说服力的临床试验。

八、CE 认证研究的挑战

（一）在哪里进行临床研究

1. 考虑速度、成本和市场支持的需求。

2. 为了提高速度，选择大样本量患者和快速监管程序。

3. 为了节省成本，选择利用率较低的设施和国家 / 地区。

4. 为了获得市场支持，开展国别研究可能会有所帮助。

（二）研究目的的差异

1. 在美国，数据收集为了证明安全性和有效性（临床终点）。

2. 在美国以外，数据收集为了评估安全性和性能（技术终点）。

（三）欧洲研究法规要求

1. 符合 GCP

(1) ICH GCP。

(2) ISO 14155 标准。

2. 提交主管部门批准

（四）药物临床试验

1. 研究者负责生成和记录研究数据。

2. 申办者负责监测研究数据。

3. EC 负责审查以保护人权，并获得受试者 ICF。

（五）主管部门

1. 审查研究方案和知情同意。

2. 审查先行研究总结（台架试验、动物和人群研究）。

3. 审查符合 MDD 基本要求的实质性证据。

4. 在 60 天内回复。

5. 发布 EC 批准。

（六）数据采集

1. 采集协议研究方案所需的所有数据。

2. 不可记录无关数据。

3. 尽可能标准化回答。

(1) 多项选择答案。

(2) 数据区间。

(3) 正常 / 异常。

4. 留有注释空间。

（七）接受医疗器械的要求

1. 医疗器械安全。

2. 与收益相比，医疗器械的风险是可接受的。

3. 医疗器械运行符合预期。

（八）安全性判定

1. 风险分析。

2. 在医疗器械寿命周期内确保安全。

3. 预防和管理任何安全问题。

第7章　具有挑战性的 FDA PMA 案例
Challenging FDA PMA Cases

本章包括许多挑战 FDA PMA 案例。

1. 使用主观终点作为主要终点。PMA P970029（TMR- 经心肌激光血运重建术）研究中将心绞痛改善作为Ⅳ级心力衰竭受试者的主观终点，其原因有两个。

(1) 心绞痛是受试者群体的一个典型症状，也是该项目的改善目标。

(2) 申办者能够保证最大限度地明确这一终点和限制偏倚。

2. 使用历史对照作为对照组。历史对照用 ACCUNET "颈动脉支架" 研究提交给 FDA 审查用于颈动脉疾病的治疗。尽管使用了历史对照，FDA 仍批准了 PMA，原因有两个。

(1) 申办者和 FDA 都同意 OPC 作为历史对照。

(2) 这一历史对照在提出时已被其他公开研究证实。

3. 使用替代终点代替临床终点。在药物洗脱支架临床试验中，以血管造影晚期管腔丢失为主要终点代替临床终点。

一、PMA P970029（TMR 2000 钬激光系统）

本研究的目的是评估激光治疗Ⅳ级心力衰竭受试者经心肌激光血运重建（TMR）的安全性和有效性。值得注意的是，参与本研究的受试者均是被诊断为不适合手术的冠状动脉疾病患者。这些患者的冠状动脉循环系统中表现出严重弥散的动脉粥样硬化性病变，并且处于冠状动脉疾病的晚期。大部分受试者，都受到心绞痛带来严重的身体功能受限。所以，对于没有其他治疗选择的患者来说，TMR 是一种新的治疗技术。在这项研究中，心绞痛的评估选择基于主观测量，并未对患者设盲。尽管患者在回答问题时仍有夸大疼痛强度的可能，但申办者尝试通过让来自该研究但不知治疗方案的独立临床评估员对这个终点进行评估以减少偏倚。TMR 小组成员了解 TMR 治疗的有效性，同时也考虑其安全性，主要是因为 TMR 组的早期高死亡率（TMR 组 30 天死亡率为 5.3%，而药物治疗组死亡率为 1.6%）。研究者也关注受试者从药物治疗组转入 TMR 组的标准。TMR 改善心绞痛的确切机制尚不清楚，因为心绞痛与铊改善没有临床相关性。这种疗法可能有效的理论假设包括：①钬激光打出的隧道能够保持持久的开放状态，为血液从左心室进入心肌提供通道；②促进血管再生；③心肌去神经化；④安慰剂效应。然而，该疗法的批准并不需要对该器械的作用机制有充分的认识。

（一）器械说明

Eclipse TMR 钬激光系统由 Eclipse TMR 2000 钬构成：YAG 激光器、光纤传输系统和手持设备组成。该系统发出的激光辐射波长约为 2.1μm，处于电磁波谱的中红外（不可见）范围。水是这种激光波长的目标吸收剂。该激光器以 5Hz 的脉冲重复率发射 200μs 的激光辐射脉冲。最大平均功率为 20W（4 焦耳 / 脉冲），而典型的临床水平在 6～8W（1.2～1.6 焦耳 / 脉冲）。这些脉冲与心脏周期并不同步，且没有可见的瞄准光束。激光能量通过光纤传输到目标组织。

1. 研究概况

这是一项前瞻性、多中心、随机对照研究，对不能选择 PTCA 或 CABG 介入治疗的Ⅳ级心绞痛患者进行经心肌激光血运重建术与药物治疗的对比。研究共纳入来自美国 18 家研究中心 275 名受试者并随机分为两组：TMR 治疗组 132 名，药物治疗组 143 名。随访时间分别为 3、6、12 个月。尽管每年约进行 88.5 万例冠状动脉腔内成形术（PTCA）或冠状动脉旁路移植术（CABG），但仍有 12% 的患者因其血管系统解剖状况而不能接受介入治疗。针对该情况，新治疗方法的出现显得尤为重要。

2. 纳入 / 排除标准

本研究的主要纳入标准为Ⅳ级心绞痛（基于加拿大心血管学会分级），即在没有胸痛的情况下受试者无法进行任何体力活动，并且在安静时有胸痛（如刷牙时有疼痛感的患者）；该类患者不能行血运重建，EF > 25%，存在可逆性缺血。排除标准为：在 3 周内出现 Q 波心肌梗死，或在 2 周内出现非 Q 波心肌梗死者；有严重的不稳定情况（如静脉注射抗心绞痛药后仍不能缓解）；有无法控制的室性心律失常，或有失代偿性心力衰竭者；重度 COPD 患者；服用慢性抗凝血药如香豆素的患者；心室腹壁血栓者；尽量在治疗过程中可被清除；对双嘧达莫（铊应激试验中的应激源）有禁忌证者。

3. 主要目标

作为本项研究的主要终点，心绞痛改善的判断依据来自加拿大心血管学会的分类，即存在两个或两个以上级别的缓解则定义为改善。患者在基线检查时为Ⅳ级，因此在本研究中将缓解到Ⅱ级或以上定义为改善。主要终点的评估在克利夫兰诊所中立的核心实验室进行，且由两位评估人员进行评估。次要终点为患者死亡率、无事件生存率、心脏原因再次入院、心肌梗死，药物使用或实施血运重建术，如 PTCA 或 CABG。后来在研究中又增加了两个终点：运动平板试验和功能状态。功能状态终点由杜克活动状态指数（DASI）问卷来评估。该问卷经过广泛验证，与耗氧量极为相关。问卷由 12 个加权问题组成，根据问题的加权得分求和，可以判断受试者的功能状态。

在本项研究中，治疗失败的定义在咨询 FDA、申办者科学顾问和研究者后事先确定，是对其最初所在组治疗方法无效后的客观评估。当研究中出现以下一个或多个情况时定义为治疗失败：死亡或 Q 波心肌梗死；3 个月内两次因心脏疾病住院；一年内 3 次因心脏病住院；或静脉注射抗心绞痛 48 小时后或两次尝试后，受试者Ⅳ级心绞痛仍无缓解。在随机分配至药物治疗组的 143 名患者中，有 46 名患者符合治疗失败标准并退出本研究，即因不稳定并被纳入针对不稳定患者的单独研究。因此，在数据分析时，有 132 名患者最初被随机分为 TMR 组并接受了该疗法，97 名患者随机分到药物治疗组，并在研究期间继续接受药物治疗，而有 46 名患者最初被分到药物治疗组但接受的是 TMR 治疗（图 7–1）。

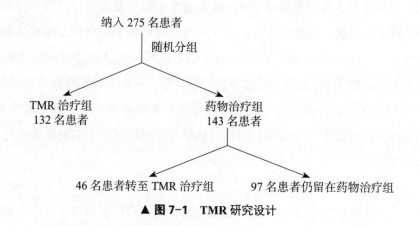

▲ 图 7-1　TMR 研究设计

（二）患者登记和处置情况

本研究的安全性分析（如无事件生存、治疗失败和因心脏疾病再次住院）基于意向治疗分析。132 例 TMR 患者与最初随机分配到药物治疗的 143 例患者进行比较。此分析用于在患者转入 TMR 之前的终点评估，因此不受部分药物治疗受试者最终接受 TMR 治疗的事实影响。为了控制药物治疗组中转入 TMR 的受试者，他们在转入 TMR 组的时候已从分析中被剔除。因此，在本分析中，132 名最初随机分配的 TMR 受试者与 97 名在研究期间坚持该治疗的医疗管理患者进行了比较。在这些分析中，也仅出于描述目的而将 46 名转入的患者纳入，但在两组之间的统计比较中并未包括这些患者。转入 TMR 剔除分析方法用于以下终点：死亡率、心绞痛改善、灌注、药物使用、DASI 问卷所测量的功能状态和运动平板试验。

（三）观察到的不良事件

使用 Eclipse TMR 系统的 TMR 方法与药物治疗（MM）进行比较的随机试验涉及 275 名受试者，每年总共随访 204 名受试者。表 7-1 所示为本研究不良事件的报告中，TMR 组有 1 例发生在未接受 TMR 的患者身上的术中死亡——该患者在 TMR 准备期间出现了无法逆转的室颤。在 TMR 术后 30 天内，另外 5 名患者因心脏疾病死亡，1 名因肺部疾病死亡。在 MM 组中，2 名受试者在研究登记后的 30 天内死亡，均因心脏疾病。在 12 个月的随访中，TMR 组中另外 9 名受试者死亡（6 名因心脏疾病，肾脏疾病、多器官功能衰竭和猝死各 1 名），MM 组中另外 5 名患者死亡（均为心脏疾病）。不良事件由独立、设盲的数据安全监查委员会（DSMB）审查。

在接受 TMR 治疗的受试者中，以下事件仅报告过一次：变态反应、癫痫大发作、胸腔积血、心肌病变、心包炎、外周水肿、气胸和肺栓塞。在 MM 治疗的受试者中，以下事件仅报告过一次：心源性休克、脱水和肺炎。表 7-1 所示，与 MM 组相比，TMR 组中房性和室性心律失常、低血压和 30 天内死亡发生率更高。相比之下，MM 组中需要静脉输液抗心绞痛药的不稳定患者的比例要高于 TMR 组。

表 7-1 TMR 研究中不良事件报告

	TMR（N=132）		MM（N=143）	
	早 期	总 计	早 期	总 计
不良事件	（0～30 天）	（0 天～1 年）	（0～30 天）	（0 天～1 年）
任何不良事件	39%（51）	55%（72）	22%（31）	56%（80）
心绞痛 / 胸痛再住院	2.3%（3）	17%（22）	16%（23）	44%（63）
房性心律失常	9.8%（13）	11%（14）	0.7%（1）	0.7%（1）
心律失常，手术性相关室颤（OP VF）	8.3%（11）	NA	NA	NA
心律失常，其他室性心律失常	12%（16）	13%（17）	0%（0）	0%（0）

（续表）

	TMR（N=132）		MM（N=143）	
	早　期	总　计	早　期	总　计
充血性心力衰竭	3.8%（5）	5.3%（7）	1.4%（2）	4.2%（6）
死亡（所有原因）	5.3%（7）	13%[a]	1.6%（2）	8.6%[a]
呼吸困难	0%（0）	0%（0）	1.4%（2）	8.4%（12）
低血压	9.8%（13）	11%（14）	0%（0）	0%（0）
Q 波心肌梗死	0.8%（1）	1.7%[a]	0.8%（1）	3.8%[a]
非 Q 波心肌梗死	4.5%（6）	12%[a]	0.8%（1）	6.7%[a]
胸腔积液	0%（0）	2.3%（3）	0%（0）	0%（0）
呼吸功能不全	3.0%（4）	3.0%（4）	0%（0）	0%（0）
全身感染	1.5%（2）	1.5%（2）	0%（0）	0%（0）
除 TMR 外其他原因需要输血	1.5%[b]（2）	1.5%（2）	0%（0）	0%（0）
需要静脉输液抗心绞痛	1.5%（2）	17%（22）	19%（27）	48%（68）

注：随机试验中的所有患者（N=275）

a. 使用 Kaplan–Meier 方法评估存活率

b. 1 例因为消化道出血，1 例因为持续性贫血

（四）潜在不良事件

与 TMR 治疗潜在相关的不良事件包括以下几种情况。

1. 意外激光伤害。

2. 充血性心力衰竭。

3. 急性心肌梗死。

4. 死亡。

5. 心律失常。

6. 二尖瓣损伤。

7. 脑卒中。

8. 肺部并发症。

9. 传导通路损伤。

10. 不稳定型心绞痛。

表 7-2 显示患者基线特征和心脏疾病危险因素如糖尿病、吸烟、高血压、高胆固醇血症和心肌梗死史。

如表 7-2 所示，TMR 组和 MM 组之间的基线人口统计学特征和临床病史特征具有可比性。表 7-3 列出了主要的安全性和有效性结果。在心绞痛改善和 12 个月生存率（无事件发生，无治疗失败，无心脏疾病再住院）方面差异有统计学意义。用铊扫描测得的灌注无明显差异。两组受试者在 12 个月的 Kaplan-Meier 生存估计方面相似：接受 TMR 治疗的患者为 87%，MM 组受试者为 91%。

表 7-2 患者基线特征和心脏危险因素

	TMR	MM	差异 （TMR–MM）（CI）
N= 患者	132	143	
男性	74% TMR（98）	76% TMR（108）	− 2 %（−12%～9%）
年龄（年）			
均数 ± 标准差	60±10	60±11	0（−0.2～0.2）
范围（最小，最大）	（32，83）	（35，82）	
射血分数（%）			
均数 ± 标准差	47 ±10	47 ±10	0（−0.2～0.2）
范围（最小，最大）	（25，77）	（25，70）	
糖尿病史	46%（60/131）	48%（68）	−2%（−14%～10%）
吸烟史	72%（95）	72%（101/141）	0%（−10%～11%）
高血压史	70%（92）	71%（98/138）	−1%（−12%～10%）
高胆固醇血症史	79%（100/126）	84%（110/131）	−5%（−14%～5%）

（续表）

	TMR	MM	差异
			（TMR-MM）（CI）
55 岁前家族冠心病史			
有	50%（66）	45%（64）	5%（-7%~17%）
无	29%（38）	22%（32）	7%（-4%~17%）
未知	21%（28）	33%（47）	-12%（-22%~-1%）
心肌梗死史	64%（85）	64%（91/142）	0%（-11%~12%）
Q 波心肌梗死	16%（21）	16%（23/142）	0%（-9%~8%）
充血性心力衰竭史	17%（22/129）	26%（34/132）	-9%（-19%~1%）
既往 PTCA	48%（63）	48%（68）	0%（-12%~12%）
既往 CABG	86%（113）	86%（123）	0%（-9%~8%）
既往 PTCA 或 CABG	92%（121）	87%（125）	5%（-3%~12%）

除非另有说明，否则分母为每个组的总数；两组间差异无统计学意义（$P > 0.05$），P 值采用 Fisher 精确检验，双侧卡方检验和 Student's t 检验；CI. 正态近似的 95% 置信区间

表 7-3　安全性和有效性结果

	TMR （N=132）	MM （N=143）	差　异
			（TMR-MM）（CI）
12 个月时心绞痛改善	76%（58/76）	32%（16/50）	44%*（28%~60%）
12 个月的 Tl 扫描结果（N=61）			
均数 ± 标准差 Δ 缺血程度（%）	-0.9 ± 9.4	-0.6±10.8	-0.3（-5.0~5.6）
均数 ± 标准差 Δ 其他缺陷程度（%）	1.6± 12.5	2.2± 11.8	-0.6（-5.9~7.1）
免于各种原因造成的死亡			
30 天生存率	95%	98%	3.7%（-1%~8%）
12 个月生存率（KM）	87%	91%	4.9%（-2.5%~12.3%）

（续表）

| | TMR (N=132) | MM (N=143) | 差 异 |
			（TMR–MM）（CI）
12 个月无事件生存率（KM）	55%	31%	24%*（12%~35%）
12 个月免于治疗失败（KM）	74%	48%	26%*（16%~38%）
12 个月免于因心脏疾病住院（KM）	61%	33%	28%*（17%~39%）
12 个月用药情况			
钙通道阻滞药使用减少（% Pts）	56%	24%	32%*（14%~50%）
受体拮抗药使用减少（% Pts）	39%	17%	22%*（6%~39%）
硝酸盐使用减少（% Pts）	39%	24%	15%（−2%~31%）
12 个月时生活质量（DASI 分）	21±14	12±11	9*（3.1~14.9）
12 个月时进行运动测试			
总运动时间（分钟）	7.9±4.5	6.2±5.6	1.71（−0.6~4.0）
总工作量（METS）	5.0±0.7	3.9±0.8	1.1*（0.0~2.1）

*. $P \leqslant 0.05$，通过双侧 Fisher 精确检验比例型数据，双侧 Student's t 检验连续性数据，或对数秩和检验 KM 生存估计

KM. Kaplan–Meier 生存估计

CI. 95% 正态近似置信区间

心绞痛改善 . 在 12 个月的随访中，患者心绞痛症状与基线比较改善 2 个加拿大心脏协会分类的等级

铊扫描 . 负值表示改善；正值表示恶化

无事件生存 . 免于死亡、Q 波心肌梗死、心脏疾病住院、CABG 或穿刺干预

治疗失败 . 死亡、Q 波心肌梗死、3 个月内 2 次心脏疾病住院、1 年内 3 次心脏疾病住院，或至少 2 次尝试静脉抗心绞痛药物治疗 48h 后缓解

DASI. 杜克活动状态指数，分数越高表明生活质量越好

1. 心绞痛改善

根据加拿大心血管学会对心绞痛的定义，心绞痛症状的改善被定义为与基线比较心绞痛症状至少改善了两个级别。所有受试者在基线时均为Ⅳ

级心绞痛。心绞痛等级改善情况与随访时间的关系见表 7–4。在 3、6 和 12 个月随访时，TMR 组心绞痛级别改善的受试者数量明显高于 MM 组。

表 7–4　心绞痛等级改善

| 心绞痛改善 | TMR | MM | 差　异 | P 值 |
			（TMR–MM）（CI）	（TMR vs. MM）
3 个月	33%（95/115）	13%（13/95）	70%（60%～79%）	＜ 0.0001
6 个月	86%（84/98）	20%（15/74）	66%（54%～77%）	＜ 0.0001
12 个月	76%（58/76）	32%（16/50）	44%（28%～60%）	＜ 0.0001

P 值采用双侧 Fisher 精确检验计算；CI. 正态近似的 95% 置信区间

2. 生活质量

在 12 个月随访时使用杜克活动状态指数（DASI）问卷评估生活质量。DASI 问卷由 12 个关于活动能力的问题组成，这些活动代表了身体功能的主要方面，包括自理能力、行动能力、家务、性功能和休闲娱乐活动。每个答案都有一个与之相对应的权重，受试者的权重答案被相加生成最高为 52 的 DASI 总分。在 12 个月时 TMR 受试者的 DASI 平均得分为 21 分，优于 MM 受试者的 12 分，差异有统计学意义（P=0.003）。

3. 运动平板试验

在 12 个月的随访中，TMR 组受试者能够比 MM 受试者完成统计学显著的更大的工作量（以 METS 评估）。TMR 受试者平均能达到 5.0 METS，而 MM 受试者为 3.9 METS。TMR 受试者和 MM 受试者的平均运动时间分别为 7.9min 和 6.2min，但差异无统计学意义。

4. 发病率和死亡率

TMR 组有 1 例术中死亡，但为尚未接受 TMR 治疗的患者。TMR 治疗后 30 天内，5 名其他患者死于心脏疾病，1 名死于肺部疾病。在 MM 组中，2 名患者在纳入研究后 30 天内均因心脏疾病死亡。在 12 个月的随访中，TMR 组另有 9 名患者死亡（6 人死于心脏疾病，死于肾脏疾病、多系统器官衰竭和猝死各 1 名），MM 组另有 5 人死亡（均因心脏疾病）。两组受试者 12 个月的 Kaplan-Meier 生存率估计相似：接受 TMR 治疗的受试者为 87%，MM 组受试者为 91%。在 TMR 组中，1996 年 7 月前接受治疗的 23 名患者中有 5 名在手术后 30 天内死亡。研究人员将这一结果归因于 TMR 手术前患者的"补充血容量"。这种"补充血容量"的做法于 1996 年 6 月停止。本研究从 1996 年 7 月到 1998 年 7 月完成登记，另有 109 名受试者接受 TMR 治疗。该组患者 30 天死亡率为 1.8%（2/109）。

5. 治疗失败

治疗失败在该项研究中定义为至少有 1 个下列事件的发生：死亡、Q 波性心肌梗死，3 个月内 2 次心脏疾病原因住院，1 年内 3 次心脏疾病住院，或至少 2 次尝试抗心绞痛药物治疗 48h 后未缓解。根据 Kaplan-Meier 生存分析，TMR 患者（74%）在 12 个月内没有发生治疗失败的比例明显高于 MM 患者（48%）（$P < 0.0001$）。

6. MM 受试者转入 TMR 组

在 143 名随机分配到 MM 组的受试者中，46 名患者符合治疗失败的标准，由于不稳定退出了随机研究。这 46 名患者随后加入了一项针对不稳定患者的单独研究，并接受了 TMR 治疗。这些受试者被称为"翻转受试者"。翻转的平均时间为 81 天。翻转受试者围术期死亡（TMR 手术后 30 天内）为 4 例（8.7%）。在 12 个月的随访期间翻转组没有额外的死亡。在 12 个月的随访中，78%（29/37）的翻转患者心绞痛得到改善。

7. 研究结论

来自多中心临床试验的研究数据显示 Eclipse TMR 钬激光治疗系统可改善大多数患者心绞痛的严重程度，但这个治疗的风险（包括严重心律失常和术后 30 天内死亡）更高。一年之后，试验组和对照组的死亡率相似。有关一年以外的试验数据无法获得。

（五）评价小组建议

在 1998 年 10 月 27 日召开的报告会议上，循环系统器械专家组建议

Eclipse TMR 钬激光治疗系统提交至器械与放射卫生中心（CDRH）。

1. 调整使用说明（标签）中的适应证、提醒和预防措施、患者咨询信息部分。

2. 批准后进一步研究明确术后 30 天死亡的预测因子（危险因素），操作人员经验有效性函数（学习曲线）和医疗条件。

这项批准后的研究在所有中心连续登记 600 名受试者，评估他们的临床状况，包括死亡率。以 PMA 附录形式的详细方案和统计分析计划在批准令发出之日起 30 天内向该机构提交以供审查和批准。在批准后研究开始之前，患者的治疗被限制在提交申请后的 90 天内，总共不超过 90 名受试者。一旦批准后研究启动，对受试者数量的限制将被取消。

二、PMA P040012 颈动脉支架术治疗颈动脉疾病

Acculink™ 和 RX ACCULINK™ 颈动脉支架系统 [57]

研究设计 ACCULINK 用于高危受试者颈动脉血运重建（ARCHeR）是一系列前瞻性、非随机、多中心、单臂临床试验。这项试验是为了证明具有栓塞保护作用的 ACCULINK™ 和 RX ACCULINK™ 颈动脉支架系统对于治疗颈内动脉疾病的高风险手术，以及对非手术症状（≥ 50% 狭窄）和无症状（≥ 80% 狭窄）受试者的安全性和有效性。共有 581 名受试者在美国的 45 个临床研究中心和美国以外的 5 个研究中心入组。本试验设计概述见表 7-5。试验的设计如下。

ARCHeR 1 评估了整体交换型（over-the-wire, OTW）ACCULINK™ 颈动脉支架系统入组的 158 名受试者。本研究的主要目标是确定被评估群体中，颈动脉支架术后 30 天卒中、死亡、心肌梗死（MI），以 1 年同

表 7-5　ARCheR 试验总述

	ARCheR 1	ARCheR 2	ARCheR 3
评估的产品	通过整体交换型动脉颈动脉支架系统	通过整体交换型和通过整体交换型 ACCUNET™ 系统	快速交换型和快速交换型 ACCUNET™ 系统
研究设计	非随机、多中心、单臂、前瞻性临床试验		
样本量	158 名受试者（加 51 名导入受试者）⑤	278 名受试者（加 25 名导入受试者）⑤	145 名受试者
研究中心	美国的 25 个中心	美国的 37 个中心和南美的 1 个中心	美国的 19 个中心、欧洲的 4 个中心、南美的 1 个中心
主要研究终点事件	30 天的死亡、卒中、心肌梗死和 31~365 天的同侧卒中	30 天的死亡、卒中、心肌梗死和 31~365 天的同侧卒中；ACCUNET™ 器械操作成功	30 天的死亡、卒中、心肌梗死
次要研究终点事件——全部试验	器械操作成功①②——临床成功③	靶病灶血管重建——器械入路（穿刺点）并发症需要处理	靶病灶血管重建——器械入路（穿刺点）并发症需要处理
特征研究终点事件	6 和 12 个月超声（之后每年）	6 和 12 个月超声（之后每年）——医疗资源利用率	6 和 12 个月超声——31~365 天的同侧卒中④
研究假说	不劣于历史对照	不劣于历史对照	不劣于 ARCheR 2 第 30 天的结果
受试者随访	由神经学家进行独立神经学评估，受试者评估在 24h、30 天、6 个月、12 个月评估（ARCheR 1 和 ARCheR 2 每 6 个月评估）-TIA/ 卒中问卷调查和不良事件调查在第 30 天和第 3 个月、6 个月、9 个月和 12 个月进行；ARCheR 3 超过 30 天的研究数据未收集完成，次要终点尚未评估。心电图在第 30 天，超声检查在第 30 天、6 个月和 12 个月进行（ARCheR 1 和 ARCheR 2 每年 1 次）。另外有 76 名受试者在这个研究阶段入组，其中 51 名入组 ARCheR 1 试验，25 名入组 ARCheR 2 试验；入组受试者的终点和不良事件的性质和频率与主试验中报道的一致，在此不再赘述		

① 最终结果判定：采用 ACCULINK™ 系统方案中所述的残余狭窄小于原病变面积的 50%
② 器械的交付、放置和回收均按方案中所述
③ ACCULINK™ 器械/程序有效、7 天内无死亡、急诊动脉内膜剥脱术、重复 PTA/靶血管溶栓、卒中或心肌梗死
④ ARCheR 3 超过 30 天的研究数据未收集完成；次要终点尚未评估
⑤ ARCheR 1 和 ARCheR 2 试验都有一个初始临床经验的导入阶段；另外有 76 名受试者在这个研究阶段入组，其中 51 名入组 ARCheR 1 试验，25 名人组 ARCheR 2 试验；人组受试者的终点和不良事件的性质和频率与主试验中报道的一致，在此不再赘述

侧卒中等复合主要终点的发生率是否劣效于颈动脉内膜剥脱术（Carotid endarterectomy，CEA）的发生率。

ARCHeR 2 评估了 OTW ACCULINK™ 颈动脉支架系统和 OTW ACCUNET™ 栓塞保护系统入组的 278 名受试者。本研究的主要目的与 ARCHeR 1 相同。本研究的第二个主要终点是 ACCUNET™ 器械的操作成功。

ARCHeR 3 评估了快速交换型（rapidexchange，RX）ACCULINK™ 颈动脉支架系统和 RX ACCUNET™ 栓塞保护系统，共有 145 名受试者入组。本研究的主要目标是建立与 ARCHeR 2 在 30 天死亡、卒中和 MI 方面的等效性（非劣效性），作为 OTW 和 RX 器械之间建立等效性的一种方法。

三、历史对照假设

本试验的历史对照基于多个临床研究中心的 OPC，包括以下标志性研究。

1. NASCET [58]，北美症状性颈动脉内膜剥脱试验。方法、受试者特点及进展。

2. 北美症状性颈动脉内膜剥脱术试验 [59]。

3. ACAS [60]，无症状颈动脉狭窄的动脉内膜剥脱术。无症状颈动脉粥样硬化研究执行委员会研究。

OPC 为这些研究提出的建议持续被新发表的研究证实，特别是 SAPPHIRE 试验 [61]，该试验于 ACCULINK PMA 提交前几个月提供给 FDA。

ARCHeR 1 和 ARCHeR 2 试验的研究假设基于治疗标准建立，是为了显示颈动脉支架植入术和历史对照之间的等效性（非劣效性）。历史对照是在最新一篇有关颈动脉内膜剥脱术和药物治疗的文献综述基础上建立的。这篇综述中，患有医学并发症的受试者在 30 天死亡、卒中、心肌梗死和 31～365 天同侧卒中的发生率估计为 15%，解剖结构不利于颈动脉内膜剥脱术（CEA）的受试者的死亡率估计为 11%。加权历史对照（weighted historic control，WHC）基于研究中入组受试者各自所占比例计算。

$$WHC = pc \times 15\% + pa \times 11\%$$

式中 pc = 患有医学并发症受试者占比，pa = 解剖结构不良受试者占比。利用该方程计算，ARCHeR 1 和 ARCHeR 2 在 1 年的 WHC 率均为 14.5%。ARCHeR 3 试验旨在证明快速交换 RX ACCULINK™ 和 RX ACCUNET™ 系统的安全性和有效性与 ARCHeR 2 试验使用 OTW ACCULINK™ 和 ACCUNET™ 系统观察到的 30 天结果等效（非劣效性）。

ARCHeR 1 和 ARCHeR 2 试验达到主要目标。两项研究的主要终点指标的置信上限都低于 14.5% WHC，证明在研究的高危人群中，颈动脉支架植入术不劣于颈动脉内膜剥脱术。

ARCHeR 3 研究达到主要目标，即 ARCHeR 3 研究的 30 天主要终点不劣于 ARCHeR 2 研究的主要终点指标。ARCHeR 3 与 ARCHeR 2 之间差异的 95% 置信区间的上限为 4.75%，小于 8% 的 Δ（P=0.005）。因此，ARCHeR 3 的结果证实不劣于 ARCHeR 2，并且 RX 和 OTW 器械产生相似的临床结果。

ACCULINK™ 颈动脉支架系统和 RX ACCULINK™ 颈动脉支架系统与 Guidant 颈动脉栓塞保护系统联合使用，适用于颈动脉内膜剥脱术后发生不良事件的高危受试者，需要颈动脉血管重建并符合以下标准。

1. 有神经系统症状，超声或血管造影显示颈总动脉或颈内动脉狭窄 ≥ 50% 的受试者，或无神经学症状，超声或血管造影显示颈总动脉或颈内动脉狭窄 ≥ 80% 的受试者。

2. 患者靶病灶的参考血管直径必须在 4.0mm 和 9.0mm 之间。该 PMA 的关键点在于，PMA 的提交基于三个非随机注册，对照组作为历史对照。

ARCHeR 试验概述见表 7-5。

表 7-6 和表 7-7 分别列出了在 ARCHeR 试验在 ≤ 30 天和 31～365 天发生的严重不良事件。表 7-8 列出了 ARCHeR 1、ARCHeR 2 和 ARCHeR 3 在 30 天内及 31～365 天发生的死亡原因。365 天的临床和血管造影受试

者随访见表 7-9。表 7-10 显示患者的基线人口学特征，包括基线病变和血管特征、高风险医疗、手术和不利的解剖特征。

表 7-11 和表 7-12 显示 ARCHeR 1、ARCHeR 2 和 ARCHeR 3 的一级和二级安全性和有效性终点评估。

表 7-12 显示主要终点的疗效评估事件率，如显示该器械的技术和临床操作成功。

表 7-6　≤ 30 天严重不良事件总结

事件分类①②	ARCHeR 2 (N=278)		ARCHeR 3 (N=145)		P③	ARCHeR 1 (N=158)	
	n	%	n	%		n	%
死亡、卒中和心肌梗死④	23	8.27	11	7.59	0.824	12	7.59
死亡	6	2.16	2	1.38	0.625	4	2.53
卒中相关	2	0.72	0	0.00	0.406	1	0.63
非卒中相关	4	1.44	2	1.38	0.965	3	1.90
身体同侧卒中	14	5.04	7	4.83	0.933	6	3.80
主要	3	1.08	2	1.38	0.802	2	1.27
次要④	11	3.96	5	3.45	0.816	4	2.53
非同侧卒中	1	0.36	1	0.69	0.653	1	0.63
非神经性卒中	6	2.16	1	0.69	0.341	3	1.90
靶病变血运重建（TLR），临床指征	0	0.00	0	0.00	1.000	0	0.00
心脏疾病	23	8.27	13	8.97	0.826	22	13.92
心肌梗死	8	2.88	2	1.38	0.406	4	2.53
心律失常	3	1.08	3	2.07	0.433	4	2.53
心绞痛	3	1.08	3	2.07	0.433	1	0.63
充血性心力衰竭（CHF）	5	1.80	4	2.76	0.542	4	2.53
冠状动脉疾病（CAD）	0	0.00	1	0.69	0.087	3	1.90

（续表）

事件分类[①②]	ARCHeR 2 (N=278)		ARCHeR 3 (N=145)		P[③]	ARCHeR 1 (N=158)	
	n	%	n	%		n	%
操作并发症	27	9.71	8	5.52	0.194	11	6.96
低血压	15	5.40	2	1.38	0.092	6	3.80
心律失常	11	3.96	0	0.00	0.048	5	3.16
血管痉挛	4	1.44	0	0.00	0.238	0	0.00
解剖（血管夹层）[⑤]	2	0.72	3	2.07	0.223	0	0.00
支架内血栓	1	0.36	1	0.69	0.653	0	0.00
急诊 CEA[⑥]	2	0.72	0	0.00	0.406	0	0.00
急诊介入[⑦]	1	0.36	1	0.69	0.653	0	0.00
通路位点并发症	13	4.68	4	2.76	0.405	9	5.70
需要外科修补 / 输血	8	2.88	2	1.38	0.406	6	3.80
血管并发症	3	1.08	0	0.00	0.308	2	1.27
血流动力学	6	2.16	4	2.76	0.722	3	1.90
出血	7	2.52	6	4.14	0.387	11	6.96
需要输血	5	1.80	5	3.45	0.310	9	5.70
消化道出血	0	0.00	2	1.38	0.015	2	1.27
血液恶病质	5	1.80	2	1.38	0.776	0	0.00
呼吸系统并发症	5	1.80	0	0.00	0.186	2	1.27
胃肠道并发症	2	0.72	0	0.00	0.406	0	0.00
泌尿生殖并发症	1	0.36	1	0.69	0.653	1	0.63
感染	4	1.44	0	0.00	0.238	1	0.63
代谢并发症	5	1.80	0	0.00	0.186	1	0.63
肌肉骨骼	0	0.00	0	0.00	1.000	1	0.63

（续表）

事件分类①②	ARCHeR 2 (N=278)		ARCHeR 3 (N=145)		P③	ARCHeR 1 (N=158)	
	n	%	n	%		n	%
其他⑧	0	0.00	0	0.00	1.000	3	1.90

① 有多重事件的受试者可以被计入一个以上类别 / 子类别事件中；计数表示经历过一个或多个事件的受试者数量

② 报告的不良事件中有 3 起与器械失败 / 故障有关；注释⑤到⑦中描述了这三起事件

③ 由于进行了多重显著性检验，经 Bonferroni 校正后，保守设定个体显著性检验水平 $P < 0.01$。因此，在 ARCHeR 2 和 ARCHeR 3 之间，所有 AE 发生率无统计学差异

④ 两例卒中受试者被确定为非严重不良事件。但是，由于这些事件不符合严重不良事件的标准（无干预以防止永久性损伤，无持续或重大的残疾），因此不包括在此表中。这些事件作为卒中包含在复合终点中

⑤ ARCHeR 2 试验中的一个解剖事件被医生归因于 OTW ACCUNETTM 系统。医生无法用器械穿过病灶

⑥ ARCHeR 2 试验中的一次 CEA 是由于 OTW ACCUNETTM 系统与部署的支架缠绕在一起，医生无法取回时造成

⑦ ARCHeR 3 试验中的一次急诊介入是由于 RX ACCUNETTM 滤网与部署的支架缠绕在一起，试图取回支架时与导丝分离造成。医生选择在动脉中植入支架。截至最后一次受试者随访（术后 9 个月），未出现与器械故障相关的其他不良事件报告

⑧ 在 ARCHeR 1 试验中报道的三种其他不良事件是膀胱肿瘤、头痛和皮疹

表7-7　365 天严重不良事件总结①

事件分类②③	31～365 天				0～365 天			
	ARCHeR 1 (N=154)		ARCHeR 2 (N=272)		ARCHeR 1 (N=158)		ARCHeR 2 (N=278)	
	n	%	n	%	n	%	n	%
死亡	10	6.49	18	6.62	14	8.86	24	8.63
卒中相关	0	0.00	1	0.37	1	0.63	3	1.08
非卒中相关	8	5.19	16	5.88	11	6.96	20	7.19
未知	2	1.30	1	0.37	2	1.27	1	0.36
身体同侧卒中	1	0.65	3	1.10	7	4.43	17	6.12
主要	0	0.00	0	0.00	2	1.27	3	1.08

（续表）

事件分类[②③]	31～365 天				0～365 天			
	ARCHeR 1 (N=154)		ARCHeR 2 (N=272)		ARCHeR 1 (N=158)		ARCHeR 2 (N=278)	
	n	%	n	%	n	%	n	%
次要	1	0.65	3	1.10	5	3.16	14	5.04
非同侧卒中	1	0.65	3	1.10	2	1.27	4	1.44
非神经性卒中	1	0.65	3	1.10	4	2.53	9	3.24
靶病变血运重建（TLR），临床指征	7	4.55	6	2.21	7	4.43	6	2.16
心脏疾病	26	16.88	50	18.38	46	29.11	69	24.82
心肌梗死	1	0.65	8	2.94	4	2.53	16	5.76
心律失常	6	3.90	4	1.47	10	6.33	7	2.52
心绞痛	6	3.90	13	4.78	7	4.43	16	5.76
充血性心力衰竭（CHF）	5	3.25	7	2.57	8	5.06	11	3.96
冠状动脉疾病（CAD）	6	3.90	6	2.21	9	5.70	6	2.16
操作并发症	0	0.00	0	0.00	11	6.96	27	9.71
低血压	0	0.00	0	0.00	6	3.80	15	5.40
心律失常	0	0.00	0	0.00	5	3.16	11	3.96
血管痉挛	0	0.00	0	0.00	0	0.00	4	1.44
解剖	0	0.00	0	0.00	0	0.00	1	0.72
支架内血栓	0	0.00	0	0.00	0	0.00	1	0.36
急诊 CEA	0	0.00	0	0.00	0	0.00	2	0.72
急诊介入	0	0.00	0	0.00	0	0.00	1	0.36
通路位点并发症	0	0.00	1	0.37	9	5.70	14	5.04
需要修复 / 输血	0	0.00	0	0.00	6	3.80	8	2.88
血管	14	9.09	25	9.19	15	9.49	27	9.71
血流动力学	4	2.60	4	1.47	7	4.43	10	3.60
出血	0	0.00	3	1.10	11	6.96	10	3.60

（续表）

事件分类②③	31～365 天				0～365 天			
	ARCHeR 1 (N=154)		ARCHeR 2 (N=272)		ARCHeR 1 (N=158)		ARCHeR 2 (N=278)	
	n	%	n	%	n	%	n	%
需要输血	0	0.00	2	0.74	9	5.70	7	2.52
消化道出血	0	0.00	0	0.00	2	1.27	0	0.00
血液恶病质	2	1.30	1	0.37	2	1.27	6	2.16
呼吸系统并发症	5	3.25	5	1.84	7	4.43	10	3.60
胃肠道并发症	10	6.49	5	1.84	10	6.33	6	2.16
泌尿生殖并发症	0	0.00	1	0.37	1	0.63	2	0.72
感染	2	1.30	4	1.47	4	2.53	8	2.88
代谢并发症	2	1.30	3	1.10	3	1.90	8	2.88
肌肉骨骼	1	0.65	5	1.84	2	1.27	5	1.80
其他④	5	3.25	9	3.31	8	5.06	9	3.24

① 由于不是所有受试者都完成了 1 年的随访，因此无法获得 ARCHeR 3 试验＞30 天的数据

② 有多重事件的受试者可以被计入一个以上类别 / 子类别事件中；计数表示经历过一个或多个事件的受试者数量

③ 在 31～365 天报告的不良事件均与器械失败 / 故障无关

④ ARCHeR 1 在试验 31～365 天报告的 5 项其他不良事件包括计划手术住院（1）、膀胱癌（1）、活检（1）、无反应性发作诊断为慢性硬膜下血肿（1）和跌倒（1），0～365 天的另外 3 项事件是膀胱肿瘤（1）、头痛（1）和皮疹（1）；ARCHeR 2 在 31～365 天研究报告的 9 个其他不良事件包括癌症（4）、虚弱伴消化道出血（1）、青光眼（1）、白内障手术（1）、开胸术后综合征（1）和择期手术住院（1）

表 7-8　死亡原因①

事件	ARCHeR 1		ARCHeR 2		ARCHeR 3	
	n	%	n	%	n	%
0～30 天②	N=158		N=278		N=145	
脑卒中	1	0.63	2	0.72	0	0.00

（续表）

事　件	ARCHeR 1		ARCHeR 2		ARCHeR 3	
	n	%	*n*	%	*n*	%
心脏疾病	3	1.90	4	1.44	1	0.69
出血（消化道）	0	0.00	0	0.00	1	0.69
31～365 天[③]	*N* =154		*N*=272		N/A[④]	
卒中	0	0.00	1	0.36		
心脏疾病	3	1.94	9	3.31		
癌症	1	0.65	2	0.74		
出血（消化道）	0	0.00	0	0.00		
呼吸系统并发症	2	1.30	2	0.74		
胃肠道并发症	0	0.00	1	0.36		
泌尿生殖并发症	1	0.65	0	0.00		
感染	1	0.65	2	0.74		
未知	2	1.30	1	0.38		
死亡总计	14	8.90	24	8.63		

① 这些死亡报告都不是由于器械故障或失败造成的

② 在 0～30 天的死亡病例中，5 例被认为与器械或程序有关：3 例卒中、2 例心脏疾病

③ 在 31～365 天的死亡病例中，1 例被认为与器械或操作有关：1 例卒中

④ 由于不是所有受试者都完成了一年的随访，因此不能获得 ARCHeR 3 试验＞ 30 天的数据

表 7-9　受试者随访

	ARCHeR 1	ARCHeR 2	ARCHeR 3
30 天			
入组受试者	158	278	145
累计死亡	4	4	2
累计退出或 LTF	2	1	1

（续表）

	ARCHeR 1	ARCHeR 2	ARCHeR 3
可评估的受试者	152	273	142
已评估的受试者①	152	272	141
神经功能评价	128	256	130
超声评价	133	256	136
仅做其他临床评价②	14	10	5
365 天			
累计死亡	12	21	
累计退出 /LTF	14	11	
可评估的受试者	132	246	
已评估的受试者①	131	239	
神经功能评价	116	207	
超声评价	121	213	
仅做其他临床评价②	9	19	

① 列出有一项或多项评估的受试者：神经、超声或临床
② 其他临床评估包括：门诊评估、与受试者电话交谈、TIA/ 卒中问卷调查、住院治疗

表 7-10　受试者基线资料

人口统计和病史	ARCHeR 2 （N=278）	ARCHeR 3 （N=145）	P①	ARCHeR 1 （N=158）
年龄				
平均值 ± 标准差	70.48±9.38（278）	71.13±9.40（145）	0.499	69.21±9.65（158）
范围（最小，最大）	（45.29，92.67）	（38.94，88.78）		（40.28，90.14）
年龄≥ 80 岁男性	15.5%（43/278）	17.9%（26/145）	0.579	13.3%（21/158）
病史	68.3%（190/278）	68.3%（99/145）	1.000	63.9%（101/158）
糖尿病	39.9%（111/278）	34.5%（50/145）	0.293	37.3%（59/158）

（续表）

人口统计和病史	ARCHeR 2 (N=278)	ARCHeR 3 (N=145)	P[①]	ARCHeR 1 (N=158)
高血压	84.2%（234/278）	83.3%（120/144）	0.889	83.5%（132/158）
高脂血症	71.9%（200/278）	82.4%（117/142）	0.022	64.7%（101/156）
吸烟	17.7%（49/277）	17.7%（25/141）	1.000	23.7%（37/156）
有症状的受试者人数（180 天内发生 TIA、卒中或一过性黑矇）	24.1%（67/278）	21.4%（31/145）	0.547	25.3%（40/158）
基线病变和血管特征				
无钙化	50.4%（139/276）	42.3%（60/142）	0.122	64.9%（98/151）
单侧钙化	27.2%（75/276）	23.2%（33/142）	0.411	27.2%（41/151）
双侧钙化	22.5%（62/276）	34.5%（49/142）	0.010	7.9%（12/151）
病变长度（mm）				
均值 ± 标准差（N）	14.55±7.14（276）	14.84±7.82（142）	0.707	16.17±7.45（157）
范围（最小，最大）	（0.00，56.51）	（3.57，43.81）		（4.72，50.37）
最小管腔直径（MLD，mm）				
均值 ± 标准差（N）	1.35±0.56（276）	1.21±0.53（142）	0.013	1.37±0.64（156）
范围（最小，最大）	（0.10，3.57）	（0.00，3.03）		（0.10，3.15）
直径狭窄百分比（%DS）				
均值 ± 标准差（N）	69.93±10.86（276）	73.04±10.13（142）	0.005	72.62±10.99（156）
范围（最小，最大）	（31.03，95.95）	（47.40，100.0）		（42.96，98.14）
高风险的入选标准				
医疗/外科手术并发症	%（n/N）	%（n/N）		%（n/N）
两条或两条以上患病的冠状动脉	27.7%（77/278）	25.5%（37/145）	0.647	28.5%（45/158）
不稳定型心绞痛	7.9%（22/278）	6.9%（10/145）	0.847	7.6%（12/158）

（续表）

人口统计和病史	ARCHeR 2 （N=278）	ARCHeR 3 （N=145）	P[①]	ARCHeR 1 （N=158）
前30天有心肌梗死需要行颈动脉血重建术	3.6%（10/278）	2.1%（3/145）	0.556	4.4%（7/158）
需要CABG或瓣膜手术	14.0%（39/278）	15.2%（22/145）	0.772	19.0%（30/158）
ICA对侧闭塞	16.2%（45/278）	12.4%（18/145）	0.318	20.9%（33/158）
主要器官移植等候者	0.0%（0/278）	0.7%（1/145）	0.343	0.0%（0/158）
射血分数＜30%或NYHA Ⅲ级	38.8%（108/278）	27.6%（40/145）	0.024	29.7%（47/158）
FEV_1＜30%（预测）	3.2%（9/278）	4.8%（7/145）	0.429	5.1%（8/158）
透析依赖性肾衰竭	2.2%（6/278）	2.1%（3/145）	1.000	5.1%（8/158）
未受控制的糖尿病	0.0%（0/278）	0.7%（1/145）	0.343	0.0%（0/158）
既往CEA后再狭窄	34.2%（95/278）	35.9%（52/145）	0.748	36.1%（57/158）
不利解剖条件				
颈部放射治疗	6.5%（18/278）	6.9%（10/145）	0.840	7.0%（11/158）
颈部根治术术后	2.2%（6/278）	4.8%（7/145）	0.146	3.2%（5/158）
无法手术的病变	6.5%（18/278）	9.0%（13/145）	0.432	8.9%（14/158）
脊柱固定	2.9%（8/278）	6.2%（9/145）	0.119	0.0%（0/158）
有气管切开后的气孔	1.4%（4/278）	2.1%（3/145）	0.695	1.9%（3/158）
对侧喉神经麻痹	0.4%（1/278）	0.7%（1/145）	1.000	0.6%（1/158）

① 对ARCHeR 2和ARCHeR 3的差异进行统计学检验，对分类值采用Fisher精确检验，对连续变量采用 t 检验

表 7-11　ARCHeR 关键试验（≤ 30 天）的安全评估事件率

事件类别[①]	ARCHeR 2 （N=278）		ARCHeR 3 （N=145）		P[②]	ARCHeR 1 （N=158）	
	n	%	n	%		n	%
30 天主要终点（死亡、卒中、心肌梗死）	24	8.63	12	8.28	1.000	12	7.59
所有卒中、死亡终点	19	6.83	11	7.59	0.842	10	6.33
死亡	6	2.16	2	1.38	0.625	3	1.10
卒中相关	2	0.72	0	0.00	0.406	2	0.74
非卒中相关	4	1.44	2	1.38	0.965	0	0.00
同侧卒中	14	5.04	7	4.83	0.933	6	3.80
主要	3	1.08	2	1.38	0.802	2	1.27
次要[②]	11	3.96	5	3.45	0.816	4	2.53
非同侧卒中	1	0.36	1	0.69	0.653	1	0.63
非神经性卒中[③]	6	2.16	1	0.69	0.341	3	1.90
心肌梗死	8	2.88	2	1.38	0.406	4	2.53
手术并发症	27	9.71	8	5.52	0.194	11	6.96
低血压	15	5.40	2	1.38	0.092	6	3.80
心律失常	11	3.96	0	0.00	0.048	5	3.16
血管痉挛	4	1.44	0	0.00	0.238	0	0.00
解剖	2	0.72	3	2.07	0.223		
支架内血栓	1	0.36	1	0.69	0.653	0	0.00
急诊 CEA	2	0.72	0	0.00	0.406	0	0.00
急诊介入	1	0.36	1	0.69	0.653	0	0.00
穿刺位点并发症[④]	13	4.68	4	2.76	0.405	9	5.70
需要修复 / 输血	8	2.88	2	1.38	0.406	6	3.80
出血[⑤]	7	2.52	6	4.14	0.387	11	6.96
需要输血	5	1.80	5	3.45	0.310	9	5.70

（续表）

事件类别①	ARCHeR 2 （N=278）		ARCHeR 3 （N=145）		P②	ARCHeR 1 （N=158）	
	n	%	n	%		n	%
消化道出血	0	0.00	2	1.38	0.015	2	1.27
与设备失败或故障相关的不良事件⑥	2	0.72	1	0.69	1.000	0	0.00

① 有多重事件的受试者可以被计入一个以上类别 / 子类别事件中；计数表示经历过一个或多个事件的受试者数量

② 2 例卒中受试者被确定为非严重不良事件；但是，由于这些事件不符合严重不良事件的标准（无干预措施来防止永久性损伤，无持续或重大残疾），因此不包括在此表中；这些事件作为卒中包含在复合终点中

③ 包括视觉 / 言语障碍、意识混乱、癫痫发作和 TIA 等事件

④ 包括挫伤、血肿和出血等事件

⑤ 包括非通路位点出血、持续 30 天贫血和 30 天胃肠道出血等事件

⑥ 以上列举的三个不良事件被归类为与器械失效 / 故障相关

ARCHeR 2 试验中的一个解剖事件被医生归因于 OTW ACCUNET™ 系统。医生无法用器械穿过病灶。ARCHeR 2 试验中的一次 CEA 是由于 OTW ACCUNET™ 系统与部署的支架缠绕在一起，医生无法取回时造成

ARCHeR 3 试验中的一次急诊介入是由于 RX ACCUNET™ 滤网与部署的支架缠绕在一起，试图取回支架时与导丝分离造成。医生选择在动脉中植入支架。截至最后一次受试者随访（术后 9 个月），未出现与此器械故障相关的其他不良事件报告

CDRH 决定

FDA 在 2004 年发布了批准令。RX 和 OTW ACCULINK 颈动脉支架系统被授予快速审批，因为这些器械可以为颈动脉疾病患者的现行治疗标准提供一个可行的选择方案。与现有技术相比，这些器械可能降低了风险，所以 FDA 批准了 ACCULINK™ 颈动脉支架系统和 RX ACCULINK™ 颈动脉支架系统的快速审批。

FDA 对 ARCHeR 注册中使用的历史对照组予以批准的原因可能如下。

1. OPC 的历史对照是基于多个里程碑式的研究。

2. 最新出版的研究提供了 OPC 的持续更新。

3. OPC 代表了这种疾病的治疗标准。

表 7-12　ARCHeR 关键试验结果的疗效评估事件率

事　件	ARCHeR 2		ARCHeR 3		P	ARCHeR 1	
	n/N	%	n/N	%		n/N	%
1 年主要终点（30 天主要终点 +31~365 天同侧卒中）①（95%CI）②	10.22%（≤ 13.48%）		N/A		N/A	8.28%（≤ 12.25%）	
ACCUNET™ 器械操作成功③	264/277	95.3	139/145	95.9	1.000	N/A	
ACCULINK™ 器械操作 / 手术成功④	268/271	98.9	141/142	99.3	1.000	153/156	98.1
临床成功⑤	249/272	91.5	133/142	93.7	0.562	143/156	91.7
术后病变最小管腔直径 均值 ± 标准差（N）	3.64 ± 0.78	(272)	3.79 ± 0.75	(143)	0.064	3.95±0.8	(156)
范围（最小~最大）	(1.93~6.89)		(1.93~6.29)			(1.52~6.67)	
术后病变狭窄直径百分比							
均值 ± 标准差（N）	18.66±11.88	(272)	15.85 ± 12.4	(143)	0.025	20.40 ± 12.38	(156)
范围（最小~最大）	(0.00~51.07)		(-12.1~55.66)			(-12.1~56.06)	
靶病变血运重建术（临床指征）⑯	N/A		N/A		N/A		
6 个月	1	0.4				1	0.7

（续表）

事件	ARCheR 2		ARCheR 3		P	ARCheR 1	
	n/N	%	n/N	%		n/N	%
12 个月	7	2.8				3	2.2
24 个月	8	3.8				4	3.0
超声检查（与基线检验的狭窄程度相同或降低）			N/A		N/A		
6 个月	143/196	73.0				84/102	82.4
12 个月	124/173	71.7				78/97	80.4

① 通过 Kaplan-Meier 分析估算

② 正态近似下单侧 95%CI，使用 Peto 公式计算 Kaplan-Meier 标准误差

③ 按研究方案所述交付、放置和取回器械

④ 每个核心实验室数据显示支架成功留置及支架放置后残余狭窄＜50%

⑤ 在 7 天内没有发生死亡、急性动脉内膜剥脱术、靶血管行再次 PTA/溶栓治疗、卒中或心肌梗死的情况下，ACCULINK™ 器械操作/手术成功

⑥ TLR 定义为任何重复的侵入性操作，包括血管成形术、支架植入术、动脉内膜剥脱术或溶栓术，以打开或增加先前治疗过的病灶内或 10mm 内的管腔直径。受试者必须满足有症状并伴有≥50% 的血管狭窄或无症状并伴有≥80% 的血管狭窄，才被认为具有临床指征

四、药物洗脱支架 PMA P070015（XIENCE V DES）中使用血管造影的晚期管腔丢失作为主要终点[62]

（一）XIENCE V™（Everolimus 冠状动脉洗脱支架系统）

1. 研究定义

(1) 靶病变血运重建（TLR）：缺血驱动的靶血管的靶病变的重复干预。

(2) 靶血管血运重建（TVR）：缺血驱动的靶血管重复介入［经皮冠状动脉介入治疗（PCI）或冠状动脉旁路移植术（CABG）］

(3) 靶血管衰竭（TVF）：靶血管血运重建、心源性死亡和心肌梗死的综合表现。

(4) 主要心血管不良事件（MACE）：由心源性死亡、心肌梗死和冠状动脉旁路移植术或经皮冠状动脉介入治疗引起的靶病变血运重建组成。

2. 晚期管腔丢失（LL）

(1) 术后最小致死量与最小致死量在血管造影中的差异。术后 MLD 与 MLD 在血管造影中的差异。

(2) 节段内与支架内。

(3) 血管造影再狭窄是否＞ 50%。

(4) 血管造影随访直径狭窄率≥ 50%。

(5) 管腔直径狭窄百分比（%DS）。

(6) 使用定量血管造影分析（OCA）的两个正交视图（可能）的平均值计算为 100 ×（1–MLD/ 参考直径 RVD）。

分析病灶被定义为有单一复发病灶的目标病灶和有两个复发病灶的随机选取病灶。如果随机分析的病灶因任何原因无法治疗，就将其他靶病灶默认成为分析病灶。

3. 支架内血栓形成水平的证据

(1) 已证实的有并发急性冠状动脉综合征。

① 血管造影证实的血栓或血管闭塞。

② 病理学证实的急性血栓形成。

(2) 较为可能的。

① 不明原因的 30 天内发生的死亡。

② 没有血管造影证实血栓形成或其他确定的致病损伤而发生的靶血管心肌梗死。

(3) 可能性较低的：30 天后发生的不明原因的死亡。

4. 关键的纳入标准

(1) 心肌缺血的证据（如心绞痛、无症状的缺血、功能研究呈阳性或与缺血可逆性改变相一致的心电图变化）。

(2) 主要动脉或分支动脉上的靶病灶，肉眼可见狭窄＞50% 并＜100%，血流分级 TIMI 流量＞1。

(3) 靶病灶长度

① 目测估计长度≤28mm（SPIRIT Ⅱ级和Ⅲ级）。

② ≤12mm（SPIRIT Ⅰ级）。

(4) 目标血管参考直径。

① ≥2.5mm 和≤3.75mm（SPIRIT Ⅲ）。

② ≥3.75mm 和≤4.25mm（SPIRIT Ⅲ 4.0mm 血管直径）。

③ ≥2.5mm 和≤4.25mm（SPIRIT Ⅱ）。

④ 3.0mm（SPIRIT Ⅰ）。

5. 关键的腔内血管超声（US）试验

(1) 在 1002 名受试者中进行的随机（2∶1）单盲非劣效性试验。

(2) 评估 XIENCE V 与 TAXUS 在治疗原生冠状动脉内长度≤28mm、RVD ≥2.5mm 和≤3.75mm 的 2 个新生病变中的疗效。

(3) 两个共同主要终点。

① 240 天内的节段内晚期损失（单侧 α 为 0.025，XIENCE V 和 TAXUS

臂之间的节段内晚期损失差异不超过 0.195mm）。

②270 天内缺血驱动的靶血管衰竭（单侧 α 为 0.05，TVF 率差异不超过 5.5%）。

6. 重要的次要终点

（1）30 天、180 天、270 天，以及 1 年、2 年、3 年、4 年、5 年时的 TVF、TLR 和 MACE。

（2）240 天内持续存在的支架置入不全、迟发性支架置入不全和血栓形成。

（3）即刻成功（临床设备和临床程序）。

（4）在 240 天时近端、远端和支架内 LL。

（5）在 240 天时，支架内和节段内 %DS 和血管造影再狭窄百分比（%ABR）。

（6）术后 240 天支架内容积梗阻百分比（%VO）。

如图 7-2 显示 SPIRIT Ⅲ 的试验设计，668 名和 334 名患者（以 2∶1 比例）随机分配到 XIENE V 和 TAXUS 组。

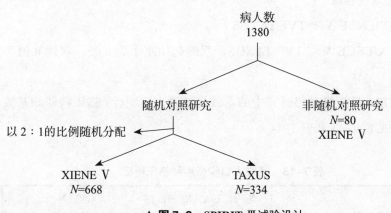

▲ 图 7-2　SPIRIT Ⅲ 试验设计

（二）SPIRIT Ⅲ（随机对照试验）数据分析

1. 主要终点：240 天内的节段内 LL。

(1) 非劣效性假设。

H_0：节段内 LL XIENCE V – 节段内 LL TAXUS ≥ δ。

H_A：节段内 LL XIENCE V – 节段内 LL TAXUS ＜ δ，当 δ=0.195。

XIENCE V 的样本量为 338，TAXUS 的样本量为 169，在单侧 α 值为 0.025 时具有 99% 的有效性。

(2) 优效性假设。

H_0：节段内 XIENCE V LL ＞节段内 TAXUS LL。

H_A：节段内 XIENCE V LL ＜节段内 TAXUS LL，双侧起始水平为 0.05 双侧 α 值为 0.05。

2. 共同的主要终点：270 天 TVF。

(1) 非劣效性假设。

H_0：XIENCE V TVF TAXUS ≥ 5.5%。

H_A：XIENCE V ＜ TVF TAXUS ＜ 5.5%。

XIENCE V 的样本量为 660，TAXUS 的样本量为 330，单侧 α 值为 0.05，则有效性为 89%。

(2) 优效性假设。

H_0：XIENCE V ≥ TVF TAXUS

H_A：XIENCE V ＜ TVF TAXUS，双侧起始水平为 0.05。双侧 α 值为 0.05。

SPIRIRT Ⅲ 随机对照研究中的基线受试者人口统计／临床特征和基线病变特征见表 7–13 和表 7–14。

表 7–13　基线人口学资料和临床特征

	XIENCE V（N=669）	TAXUS（N=333）
年龄（岁）	63.23 ± 10.53（669）	62.80 ± 10.24（332）
男性比例	70.1%（469/669）	65.7%（218/332）
吸烟史	23.4%（154/659）	22.5%（73/324）
糖尿病史	29.6%（198/669）	27.9%（92/330）

（续表）

	XIENCE V（N=669）	TAXUS（N=333）
需要胰岛素治疗的糖尿病	7.8%（52/669）	5.5%（18/330）
需要药物控制的高血压	76.2%（510/669）	74.0%（245/331）
需药物控制的高血脂	74.2%（489/659）	71.5%（233/326）
陈旧性心肌梗死	19.9%（130/652）	18.0%（59/327）
PCI 史	26.3%（175/666）	27.7%（92/332）
CABG 史	8.56%（57/666）	3.61%（12/332）
稳定型心绞痛	53.3%（350/657）	47.7%（156/327）
不稳定型心绞痛	18.7%（123/657）	25.1%（82/327）

表 7-14　基线病变和血管特征

	XIENCE V（N=669）	TAXUS（N=333）
"病变数量 / 血管治疗"		
1	84.6%（566/669）	84.6%（281/332）
2	15.4%（103/669）	15.4%（51/332）
靶病变（S）		
RVD/mm	2.77 ± 0.45（767）	2.76 ± 0.46（382）
病变长度 /mm	14.70 ± 5.59（767）	14.73 ± 5.70（379）
术前直径狭窄 /%	69.96 ± 13.34（767）	69.44 ± 13.62（382）
病变定位		
左冠状动脉前降支冠状动脉左前降支	41.3%（317/768）	42.9%（164/382）
冠状动脉左旋支冠状动脉回旋支	25.5%（196/768）	26.2%（100/382）
右冠状动脉	31.0%（238/768）	28.5%（109/382）
术后 %DS		
支架内	0.33 ± 8.93（762）	−0.22 ± 9.94（379）
节段内	13.54 ± 7.58（765）	14.40 ± 7.10（379）

1. 操作成功后和 30 天内发生的 MACE

在前 30 天出现的主要不良心血管事件可以被逆转。

(1) 临床设备成功（每个病灶）。

(2) XIENCE 98.3% vs TAXUS 98.7%。

(3) 临床手术成功（每个受试者）。

(4) XIENCE 98.5% vs TAXUS 97.3%。

表 7-15 列出了 30 天内 MACE 和 MI 的发生率。表 7-16 显示主要终点，即 240 天的节段内 LL 的结果。表 7-17 展示了 9 个月 TVF。如表 7-16 和表 7-17 所示，均满足两个共同主要终点。

表 7-18 和表 7-19 列出了 9 个月的临床结果和 12 个月支架内血栓的结果。表 7-20 展示了 8 个月时的其他血管造影结果，如支架内 LL、支架内 %DS、节段内管腔直径狭窄百分比、支架 ABR 和节段内 ABR。表 7-21 列出了 8 个月时的冠状动脉血管内超声检查结果。完整评估 8 个月血管造影资料的受试者数据见表 7-22。一名受试者没有提供书面知情同意，无意中被随机分配到 TAXUS 随机对照试验中，来自这个受试者的数据被排除在所有的数据分析之外。

2. SPIRIT Ⅲ RCT 的概述

(1) SPIRIT Ⅲ RCT 成功地通过证明 XIENCE V 与 TAXUS 的非劣效性满足了其两个共同主要终点，关于节内 240 天的 LL 和 270 天的 TVF。

(2) 血管造影术和 IVUS 结果表明，与 TAXUS 相比，XIENCE V 的再狭窄率更低。

表 7-15　30 天内的主要不良心脏反应和心肌梗死发生率

	XIENCE（*N*=669）	TAXUS（*N*=333）
MACE	1.2%	2.4%
Q 波心肌梗死（Q-Wave MI）	0.0%	0.0%
非 Q 波心肌梗死（Non-Q-wave MI）	0.9%	2.1%

表 7-16　主要最终结果

	XIENCEV (N=376)	TAXUS (N= 188)	差距 (95% CI)	非劣效性 P 值 [a]
240 天节段内 LL (mm)	014 ± 0.41 (301)	0.28 ± 0.48 (134)	-0.14 (-0.23～-0.05)	< 0.0001

a. 在 0.025 显著性水平下进行比较，单侧非劣效性检验采用非劣效性边界为 0.195mm 的渐近检验统计量

表 7-17　9 个月内的 TVF

	XIENCE V (N=669)	TAXUS (N=333)	差距 (95% CI)	非劣效性 P 值 [a]
9 个月内失败率	7.6% (50/657)	9.7% (31/320)	-2.08% (-5.90%～1.75%)	< 0.0001

a. 在 0.05 显著性水平下进行比较，单侧非劣效性检验采用非劣效性边界为 5.5% 的渐近检验统计量

表 7-18　9～12 个月的临床预后

	XIENCE V (N= 669)	TAXUS (N=333)
死亡	1.20%	0.90%
心源性死亡	0.60%	0.60%
MI	2.30%	3.10%
ILR	2.70%	5.00%
无靶病变的 TVR	2.90%	4.10%
TVF	7.60%	9.70%

表 7-19　12 个月支架内血栓形成

	XIENCE V (N=669)	TAXUS (N=333)
支架内血栓形成（按方案分析）		
急性（1 天）	0.1%（1/669）	0.0%（0/330）
亚急性（1～30 天）	0.3%（2/667）	0.0%（0/330）
慢性（31～393 天）	0.3%（2/646）	0.6%（2/317）

（续表）

	XIENCE V（N=669）	TAXUS（N=333）
总计	0.8%（5/647）	0.6%（2/317）
支架内血栓形成（每个 ARC 肯定的＋可能的；未检查靶病变血运重建术）		
急性（1 天）	0.1%（1/669）	0.0%（0/330）
亚急性（1～30 天）	0.4%（3/667）	0.0%（0/330）
慢性（31～393 天）	0.5%（3/651）	0.6%（2/319）
总计	1.1%（7/648）	0.6%（2/317）
（95%CI）	（0.44%～2.21%）	（0.08%～2.26%）

表 7-20　8 个月其他血管造影结果

	XIENCE V（N=669, M=772）	TAXUS（N=333, M=383）	差异性（95%CI）
支架内 LL，mm	（342）0.16 ± 0.41	（158）0.30 ± 0.53	−0.15（−0.24～−0.05）
支架内 %DS	（343）5.92 ± 16.40	（158）10.30 ± 21.43	4.38（−8.16～−0.60）
节段内 %DS	（344）18.77 ± 14.43	（158）22.82 ± 16.35	−4.05（−7.03～−1.06）
支架内 ABR	2.3%（8/343）	5.7%（9/158）	−3.36%（−7.32%～0.59%）
节段内 ABR	4.7%（16/344）	8.9%（14/158）	−4.21%（−9.17%～0.75%）

注：N 是所有受试者数量；M 是所有病变数量

表 7-21　8 个月其他 IVUS 检查结果

	XIENCE V（N=669, M=772）	TAXUS（N=333, M=383）
NIH 值（mm）	310.13 ±11.46（101）	20.87 ± 31.51（41）
体积阻塞百分比（%vo）	6.91 ± 6.35（98）	11.21 ± 9.86（39）

（续表）

	XIENCE V （*N*=669, *M*=772）	TAXUS （*N*=333, *M*=383）
支架未完全覆盖病变支架贴壁不全		
术后	34.4%（31/90）	25.6%（11/43）
240 天	25.6%（23/90）	16.3%（7/43）
持续	24.4%（22/90）	14.0%（6/43）
晚期获得	1.1%（1/90）	2.3%（1/43）

注: *N* 是所有受试者数量; *M* 是所有病变数量

表 7-22　SPIRIT Ⅲ（随机对照试验）丢失的血管造影数据

	XIENCE V（*N*=376）	TAXUS（*N*=188）
完成度	80.1%（301/376）	71.7%（134/187）

（3）与 TAXUS 相比，XIENCE V 有达到 12 个月的安全效果。

3. 关键限制

（1）像许多试验研究一样，SPIRIT Ⅲ 并非旨在确定特定受试者亚组或任何次要临床终点的安全性和有效性。

（2）在评估特定受试者亚组或多个次要终点的表现时，需要谨慎地解释事后数据分析和显著性趋势。

（3）在总共 37 个站点中，有 199 个受试者（140 个 XIENCE V 和 59 个 TAXUS 受试者）在第 9 个月由非盲研究人员进行了评估随访，占总 SPIRIT Ⅲ RCT 队列的 20%（199/1002）。由非盲研究人员评估的受验者被排除在外，且没有改变研究成果。

（4）77% 的受验者随机接受 8 个月的血管造影来分析节内 LL 的共同主要终点，可获得可分析的血管造影数据。

（三）SPIRIT Ⅲ 4.0mm 组

SPIRIT Ⅲ 4.0mm 组是一项单臂、非随机、前瞻性、多中心的研究。

1. 目的

这项研究旨在评估 XIENCE Ⅴ 与 TAXUS，在 RVD ＞ 3.75mm 至 ≤ 4.25mm 的自体冠状动脉中最多两个 ≤ 28mm 的新发病灶的治疗比较。

2. 主要终点

(1) 在 240 天内，在 4.0mm XIENCE Ⅴ 组与随机对照试验（RCT）中的 TAXUS 组的 0.195mm 的非劣效性界值（Δ）进行了比较。

(2) 对前 69 名入组受试者进行中期分析（随机对照试验解盲后），并将调整后的 P 值（决策边界）应用于节内晚期丢失的分析。

表 7-23 和表 7-24 显示 SPIRIT Ⅲ 4.0mm 组的基线病患的统计学 / 临床特征和基线病变特征。

表 7-23 基线人口统计和临床特点

	XIENCE V 4.0mm（N=69）
年龄（岁）	61.93 ± 11.20（69）
男	72.5%（50/69）
吸烟	27.9%（19/68）
任意型糖尿病	30.4%（21/69）
需要胰岛素治疗型糖尿病	8.7%（6/69）
需要药物治疗型高血压	65.2%（45/69）
需要药物治疗型高脂血症	77.9%（53/68）
MI 史	17.4%（12/69）
PCI	18.8%（13/69）
CABG	5.8%（4/69）
稳定型心绞痛	47.8%（32/67）
不稳定型心绞痛	19.4%（13/67）

表 7-24　基线病变和血管特征

	XIENCE V 4.0mm 组（N=69, M=69）	TAXUS RCT （N=188, M=220）	XIENCE V RCT （N=376, M=427）
靶血管			
冠状动脉左前降支（LAD）	26.1%（18/69）	43.6%（96/220）	40.5%（173/427）
回旋支及其分支	17.4%（12/69）	28.6%（63/220）	27.9%（119/427）
RCA	56.5%（39/69）	27.7%（61/220）	31.6%（135/427）
LMCA	0.0%（0/69）	0.0%（0/220）	0.0%（0/427）
术前 RVD（mm）均值 ± 标准差（m）	3.53 ± 0.36（69）	2.77 ± 0.46 （220）	2.75 ± 0.44 （427）
术前 %DS 均值 ± 标准差（m）	71.37 ± 13.38（69）	70.33 ± 13.48 （220）	70.41 ± 13.32 （427）
病变长度（mm）均值 ± 标准差（m）	15.43 ± 6.21（69）	14.99 ± 5.88 （218）	14.92 ± 5.73 （427）

注：N 是所有受试者数量；M 是所有病变数量

3. 手术成功及 30 天 MACE

表 7-25 显示 SPIRIT Ⅲ 4.0mm 组的 MACE 的 30 天发生率。

(1) 临床设备成功（每个受验者）。

(2) 94.2% XIENCE 4.0mm 与 97.3% TAXUS vs. 98.5% XIENCE RCT。

(3) 30 天 MACE。

表 7-25　30 天 SPIRIT Ⅲ 4.0mm 组主要心血管不良事件（MACE）

	XIENCE V 4.0mm （N=69）	TAXUS RCT （N=333）
MACE	4.3%	2.4%
Q 波心肌梗死	0.0%	0.0%
非 Q 波心肌梗死	4.3%	2.1%

表 7–19 至表 7–22 列出了 SPIRIT Ⅲ 4.0 组的数据。表 7–19 列出了 30 天 MACE 和 MI 的发生率。表 7–26 列出主要终点结果。表 7–27 和表 7–28 列出了 8 个月血管造影结果和 9～12 个月的临床结果。

主要终点——240 天的节内 LL 的结果见表 7–26。这些结果表明了主要终点得到了满足。

表 7–26 主要终点结果

	XIENCE V 4.0mm 组（N=69）	TAXUS RCT（N=188）	非劣性 P 值[a]
240 天节段内 LL 均值 ± 标准差（n）	0.17 ± 0.38（49）	0.28 ± 0.48（134）	＜ 0.0001

a. 在 0.0377 显著性水平下进行比较，单侧非劣效性检验采用非劣效性边界为 0.195mm 的渐近检验统计量

表 7–27 8 个月血管造影结果

	XIENCE V 4.0mm 组（N=69, M=69）	TAXUS RCT（N=188, M=220）	XIENCE V RCT（N=376, M=427）
术前 RVD（mm）均值 ± 标准差（m）	3.53 ± 0.36（69）	2.77 ± 0.46（220）	2.75 ± 0.44（427）
术前 % DS 均值 ± 标准差（m）	71.37 + 13.38（69）	70.33 + 13.48（220）	70.41 ± 13.32（427）
240 天节段内 % DS 均值 ± 标准差（m）	17.92 ± 10.83（49）	22.82 ± 16.35（158）	18.77 ± 14.43（344）
支架内 LL（mm）均值 ± 标准差（m）	0.12 ± 0.34（49）	0.30 ± 0.53（158）	0.16 ± 0.41（342）
240 天节段内 ABR	2.0%（1/49）	8.9%（14/158）	4.7%（16/344）

注：N 是所有受试者数量；M 是所有病变数量

表 7-28　9～12 个月临床结果

	XIENCE V 4.0mm（*N*=69）
心源性死亡	1.5%
非 Q 波心肌梗死	4.4%
Q 波心肌梗死	0.0%
TLR	1.5%
无靶病变的 TVR	0.0%
TVF	5.9%

4. SPIRIT Ⅲ 4.0mm 注册组概述

(1) SPIRIT Ⅲ 4.0mm 组成功的满足了其 240 天节段内 LL 的主要终点。

(2) 次要血管造影终点与 TAXUS 对照组相比显示出较低的二期狭窄率，也与 SPIRIT Ⅲ RCT 的 XIENCE V 数据相似。

(3) SPIRIT Ⅲ 4.0mm 组的设计并未充分评估临床结果，但针对受验者是可以用于临床分析的。XIENCE V 4.0mm 组的结果与在 SPIRIT Ⅲ RCT 组中所看到的结果是可比较的。

5. 关键限制

SPIRIT Ⅲ 4.0mm 组为非随机组。因此，对结果的解释需要考虑以下因素。

(1) 在该非随机研究中，原始分析未针对协变量进行调整。

(2) TAXUS 尚未拥有已获批的 4.0mm 药物洗脱支架。

(3) TAXUS 不适用于参考血管直径（RVD）＞ 3.75mm 的治疗，而 XIENCE V 4.0mm 用于参考血管直径（RVD）在 3.75～4.25mm 的治疗。

(4) 入选受试者中只有 71%（49/69）进行了合格的随访血管造影。

(5) 本研究并非旨在评估临床终点，而是通过证明 SPIRIT Ⅲ RCT 中节段内 LL 与 TAXUS 的可比性，来确定 4.0mm 平台的有效性。

6. FDA 小组的决定

FDA 的循环系统设备咨询小组建议批准 XIENCE V 依维莫司洗脱冠状动脉支架系统。FDA 咨询委员会建议批准 XIENCE V 支架系统，前提是符合上市后研究和双重抗血小板治疗的相关条件。遵循这些条件，FDA 批准了 XIENCE V 冠状动脉支架系统。

第 8 章　临床研究的生物伦理学
Bioethics in Clinical Research

随着二战中纳粹政权在医学领域所犯的罪行被揭露，临床试验的生物伦理问题得到越来越多的重视。临床研究中的伦理标准详见于 ICH、《赫尔辛基宣言》、《美国国家研究法案》、《贝尔蒙特报告》。

申办者和研究者的职责规定基于 ICH 中对 GCP 概念的表述，GCP 标准的制定是为了保障受试者的安全和保护受试者的医疗记录的机密性。GCP 是药物临床试验全过程的质量标准，包括方案设计、组织实施、监查、稽查、记录、分析和报告，从而保证试验数据和报告的结果准确可信，并保证受试者的权益，完整性和保密性得到保护。

人类受试者的保护通常通过以下途径系统进行。

① 伦理委员会的监督。

② 临床试验风险和获益的评估。

③ 重视受试者的安全和隐私。

④ 维护有关试验数据的机密性。

在比较某种疾病的两种治疗方法疗效的临床试验中，常遇到一个重要的伦理学问题是，若无充分的理由，不能认为一种治疗方法优于另一种治疗方法。通常，研究者希望新的治疗方法效果会更好，但在有确凿的证据证实之前，不应轻易下结论。

在研究开展期间，必须持续保护受试者的权益和安全。遵守临床试验受试者的伦理标准是各个群体的责任，包括研究机构审查委员会 / 伦理委员会、研究者及其研究人员和申办者。本章描述了法律规定的确保充分保护人类受试者权利和获益的伦理标准，并讨论了大多数临床试验中有关生物伦理性质的挑战，如基本伦理原则及其起源，临床试验对机构审查委员会或伦理委员会的挑战。

一、临床研究中的生物伦理学挑战

GCP 指导原则

GCP 指南的主要目标可概括如下。

1. 临床试验应按照《赫尔辛基宣言》和《贝尔蒙特报告》中所阐述的伦理原则进行，并符合 GCP 和适用的监管要求。

2. 在临床试验开始前，应将可预见的风险和不便与受试者和社会的预期获益进行评估。只有当风险与预期获益比是合理的，方可实施或者继续临床试验。

3. 受试者的权利、安全和健康是最重要的考虑因素，应优先于对科学和社会的获益。

4. 试验用药品的可用非临床和临床信息应足以支持拟开展的临床试验。

5. 临床试验应当科学合理，研究方案清晰可行。

6. 试验应按照事先获得的 IRB/独立伦理委员会（independent ethic committee, IEC）批准可行的方案执行。

7. 凡涉及为受试者提供的医疗护理和临床决策应当由有资格的临床医师作出。或在适当的情况下，由有资格的口腔医生负责。

8. 参加临床试验实施的研究人员，应当具有能够承担临床试验工作相应的教育、培训和经验，以确保有能力执行其任务。

9. 在参与临床试验之前，应获得每位受试者的自由知情同意书。

10. 所有临床试验信息的记录、处理和保存方式应确保其准确性、可解释性和可验证性。

11. 应根据适用的监管要求，在遵守隐私和保密规则的情况下，保护能够识别主体的记录的保密性。

12. 试验药物的制造、处理和储存应当符合 GMP 的相关要求。试验药物的使用应当符合试验方案。

13. 应实行确保各环节质量的程序系统。

除以上十三项原则外，GCP 对临床试验的如下关键环节做了明确规定。

(1) IRB。

(2) 研究者。

(3) 申办者。

(4) 研究方案和方案修正案。

(5) 研究者手册。

(6) 必备文件管理。

二、GCP 中研究者的标准规范

临床试验的设计、执行、实施和报告均应遵照 GCP 的相关要求执行，以向公众保证临床研究中数据的完整、真实和准确，受试者的权利、安全和隐私受到保护。

GCP 中对研究者的要求包括以下几个方面。

- 直接责任：研究者负责监督整个研究过程、研究人员和受试者的医疗管理，并获得受试者的同意。研究者还应熟悉 IRB 法规和报告程序，从而按照临床方案进行研究。
- 人员和设施：临床现场应有足够的人员和设施。该设施应配备研究所需的实验室，以及足够的药品和研究文件存储区。此外，还应配备有放置研究监测仪的充足区域。

- 受试者的医疗管理：PI 监督医疗药品和医疗器械的使用，但可以将其中一些职责授权给工作人员。

- 机构审查委员会：PI 应熟悉其所在单位的 IRB 法规，以及不良事件、方案偏差等的报告程序。

- 协议合规性：PI 应按照研究方案进行研究。

- 知情同意：PI 负责获得每个研究受试者的同意，除非从 FDA 获准免除受试者的知情同意。

- 记录、报告、源文件：PI 应按照方案规定的时间段保存研究的所有记录、报告和原始文件。

- AE/SAE 事件：PI 应根据临床方案报告所有不良事件和严重不良事件。

- 财务公开：PI 应向申办者提供财务公开证明，说明其在单位的所有财务资产情况。

三、WHO 的 GCP 原则

WHO 关于临床试验生物伦理行为的原则如下。

原则 1：尊重人、有利和正义的基本伦理必须得到保护。尊重人是通过将审判主体视为有权得到法律充分保护的自主代理人来实现的。有利则是最大化受试者获益和尽量减少对受试者的伤害，以及仔细评估研究的风险 / 获益比。公正是通过使用公平的标准选择研究对象来实现的，比如随机分组。

原则 2：涉及人的研究应该有科学依据，并在研究方案中加以描述。

原则 3：应确定个体受试者和社会的可预见风险和不适，以及任何预期获益。

原则 4：受试者和社会的预期获益应明显多于风险。

原则 5：涉及人的研究应在启动前获得 IEC/IRB 的批准和同意。

原则 6：涉及人的研究应按照批准的研究方案进行。

原则 7：根据国家文化和要求，在参与研究之前，应该获取每个受试者的知情同意。当受试者没有能力完成知情同意时，应根据适用法律获得合法授权的代理人的许可。

原则 8：受试者的医疗护理，以及代表受试者做出的任何医疗决策应由经过教育、培训和有经验的医务人员负责。

原则 9：所有临床试验信息的记录、处理和储存应确保其准确性、可解释性和可验证性。

原则 10：应保护能够识别受试者的试验记录的机密性。

原则 11：试验药物的制造、处理和储存应符合 GMP 的相关要求。

原则 12：试验的每个环节都应做到质量保证。

四、指南和伦理原则

《纽伦堡法典》（1947 年）、《赫尔辛基宣言》（1964 年）、《美国国家研究法案》（1974 年）和《贝尔蒙特报告》（1979 年）为当今临床研究中人类受试者的保护提供了初始指南和伦理原则。

（一）《纽伦堡法典》（1947 年）

《纽伦堡法典》是一套评判医生和科学家对集中营囚犯进行生物医学试验的一套标准。纽伦堡法典的三个基本原则是：①自愿同意，②利益大于风险，③研究主体有终止参与的能力。《纽伦堡法典》定义的基本知情同意是处理研究伦理问题的第一次法律尝试，因此成为后来许多法典的原型。随着生物医学研究的发展，国际社会对更具体的道德规范的需求促进了《赫尔辛基宣言》的制定。

（二）《赫尔辛基宣言》

《赫尔辛基宣言》主要内容是对参与人体生物医学研究的医生的建议。《赫尔辛基宣言》在 1964 年芬兰赫尔辛基举行的第 18 届世界医学大会上通过，并于 1975 年、1983 年、1989 年和 1996 年进行了修订。《赫尔辛基宣言》提出了关于利用人体进行生物医学研究的伦理行为的一般性指导方针。

（三）《美国国家研究法案》（1974 年）

《美国国家研究法案》设立了美国生物医学和行为研究人体受试者保护委员会。该委员会要求接受 HEW 支持的人体研究机构维持评审委员会（TRB）。HEW 是卫生、教育和福利部的缩写，是在美国总统艾森豪威尔领导下创建的，当时《教育机构组织法》通过了立法，规定了一个单独的教育部门。

（四）《贝尔蒙特报告》

《贝尔蒙特报告》涵盖了伦理原则，并为保护人体受试者提供了指导方针。该报告由美国生物医学和行为研究人体受试者保护委员会于 1979 年 4 月 18 日编写。《贝尔蒙特报告》认为，保护人类受试者应基于以下三项基本原则：①尊重人的个人自主性，包括保护自主能力降低的个人（通过知情同意的方式）；②利益最大化，伤害最小化；③公正公平地分配研究费用和利益（针对为承担研究责任的人群）。

（五）美国联邦法规和政策

"45 CFR 46"代表了美国卫生和公共服务部 HHS 保护人类研究对象的基本政策。该政策于 1974 年 5 月通过，1984 年 1 月 13 日修订，1991 年 6 月 18 日再次修订。45 CFR 46 有四个部分（通常称为子部分 A～D）。子部分 A（保护人类受试者的联邦政策或"共同规则"）是联邦法规和政策的核心，被所有联邦资助机构采用，因此被称为共同规则。

美国联邦法规和政策"45 CFR 46"包含了对人类受试者的三项基本保护：①机构保证；②内部审查；③知情同意。联邦政策"45 CFR 46"定义了 IRB 的功能和运作，建立了豁免状态的标准，确定了快速审查的类别，并对弱势群体进行了分类。

（六）IRB 的构成

根据美国联邦法规，IRB 应由不同性别和种族背景的多元化群体组成。具体而言，IRB 的构成应满足以下几点。

1. 至少有五名不同专业背景及具有足够资格的成员，且性别不同。

2. 至少一名非科学家。

3. 至少有一名成员不隶属于本机构。

4. 应具有关于"弱势群体"（如囚犯、儿童、孕妇等）的专业知识。

5. 包括外部顾问。

IRB 的主要职责如下。

① 对研究进行审查，给予同意、要求修改或不批准研究的意见。

② 要求知情同意书符合规定。

③ 根据规定要求提供知情同意书或选择放弃文件。

④ 将决定以书面形式通知研究者。

⑤ 每年至少对研究进行一次持续审查。

五、IRB 审查流程

豁免审查、全面审查和快速审查是审查涉及人类受试者的初步研究申请的三种可能的机制。关于审查申请的方法（何时、由谁、如何等）的机构特定决定通常在机构的联邦范围认证（Federal-wide Assurance，FWA）申请中列出。就快速审查程序而言，一般通过快速程序审查的协议由相同的道德标准进行评估，并且必须满足与接受 IRB 全面审查的协议相同的批准标准。但是，评审过程可能不需要在召开的 IRB 会议上进行讨论。根据联邦指南，快速评审程序包括 IRB 主席或主席指定的一名或多名经验丰富的评审员根据 "45 CFR 46" 的要求，对涉及人体的研究进行评审。

以下是对每种类型评审的简要描述。初步审查的可能结果、内部审查委员会批准的标准、风险种类、风险评估，以及隐私和保密性的保护是全面审查的重要组成部分。文中还简要介绍了继续审查的情况。

（一）豁免审查

根据美国联邦相关法规，有些研究可"豁免"审查，但机构的 IRB（非研究者）须证明研究符合法规条件。一般来说，在提交给 OHRP 的 FWA 中，IRB 设置了可以定义为"豁免"审查的条件。因此各机构将进行豁免审查的研究由其 IRB 来决定。

1. 以下情况下，人类作为受试者的研究可申请豁免审查。

(1) 在可以公开或公开后无法识别下，使用现有数据、文件、记录、标本（病理学或诊断学）进行研究。

(2) 将当选或任命的公职人员或候选人作为受试者的研究。

(3) 公益服务类项目评估。

(4) 口味和食品质量评估，以及消费者接受度研究。

(5) 常规教育实践。

(6) 教育测试、调查、访谈或对公众行为的观察，如被识别或涉及敏感问题则除外。

2. 需要注意的是，如果涉及以下内容时，则研究不被视为豁免。

(1) 人类受试者若被识别和披露，可能会使受试者处于危险之中。

(2) 孕妇。

(3) 新生儿和胎儿。

(4) 人体体外受精。

(5) 囚犯。

(6) 调查 / 访谈研究中的未成年人。

(7) 对未成年人的观察且研究者是参与的观察员。

（二）快速审查

如果符合以下条件，则考虑进行快速审查。

1. 给受试者带来的风险不超过最小风险。

2. 不涉及某些弱势群体，即囚犯、研究者对其处于权威地位者和智力障碍者。

需要注意的是，对符合以上标准的研究的持续审查也可以通过快速程序进行。一般来说，持续审查适用于评估潜在风险的程度，每年至少进行一次。此类型的审查将在下一节全面审查中简要概述。

（三）IRB 全面审查

所有不能豁免审查且不符合快速审查标准的研究将进行 IRB 全面审查，审查会议定期召开。大多数 IRB 成员应出席会议，且至少有一名非科学家出席，需经出席的大多数成员同意方能通过审查。在讨论和表决环节，有利益冲突的成员须离席。此外，如果在会议期间未能达到法定人数（例如，因利益冲突而失去投票权、不满足一名非科学家参与或其提前离开），则应等到恢复法定人数，否则不得进行下一步投票。

一般来说，IRB 批准的标准基于《贝尔蒙特报告》中概述的伦理标准和准则，尤其是以下几点。

1. 将受试者的风险降至最低。

2. 相对于预期获益，风险是合理的。

3. 受试者的选择是公平的。

4. 征求每个受试者的知情同意。

5. 相应记录知情同意过程。

6. 适当条件下，①监测数据收集，以确保受试者的安全，②保护受试者的隐私和保密性，③为弱势群体提供额外的保障措施。

IRB 应当仔细地审查研究可能带来的各类风险。风险具体可分为三类：①受试者风险（即生理风险、心理风险、社会／情感风险、法律风险）；②研究者风险；③社会风险。重要的是，IRB 的风险评估应基于"最小风险"原则，即研究中发生预期的伤害或不适的概率和程度不得超过日常生活中通常遇到的风险。根据这一伦理准则和国家强制执行的标准，IRB 必须在其风险评估中做到如下。

(1) 识别与研究相关的风险。

(2) 确保将风险尽可能降至最低。

(3) 确定研究对受试者和社会可能产生的获益。

(4) 确定相比于受试者获益的相关风险是合理的（即风险／获益比；此概念的介绍，请参阅《贝尔蒙特报告》）。

(5) 确保向潜在受试者提供准确、公正的风险和获益描述。

(6) 确定定期审查的时间间隔（即至少每年进行一次审查）。

作为经验法则，研究者应当充分考量其研究所带来的风险，而不仅仅是猜测或假设没有风险。因为如果信息和资料不充分 OHRP 不会给予决定意见，这点尤为重要。因此，研究人员必须观察其研究操作以确定风险，考虑受试者的脆弱性，并采取措施尽量减少对受试者产生伤害的风险。例如，一位社会心理学家在研究约会遭遇强奸的年轻女性时，其必须提供适当的治疗服务以尽量减少受害女性遭受情绪困扰的风险。

调查人员还应了解与保护受试者隐私和保密有关的三个关键定义。首先，"隐私"是指一个人有权决定对他／她本人信息的访问权。其次，"保密"是指研究过程中保证个人信息不被泄露的权利。最后，"匿名"的概念是指记录保存过程中，采取不标记姓名或通过识别标记信息可以将受试者与数据联系起来的方式。研究者通常通过使用编码系统来伪装或清除数据中的所有识别信息来保持机密性和匿名性，但作为一种额外的做法，他们应该小心地将任何识别信息存储在安全、不易获取的位置。

对于极其敏感的信息，研究者不应忽视的一个重要的保密方式就是"保密许可"资格。该许可资格由联邦政府在特殊情况下颁发，以保护研究对象的"隐私"，并保护研究者免受"强制披露有关生物医学、行为、临床和其他研究对象的身份信息"的识别信息。换言之，它使得研究者不必在法律诉讼中被迫透露参与项目受试者的身份。如研究项目涉及以下任何一项，则被视为敏感项目。

1. 有关性观念、性取向或性行为的信息。

2. 有关酒精、药品或其他添加剂产品使用的信息。

3. 与非法行为有关的信息。

4. 如果信息公开，可能对个人的财务状况、就业能力或社区声誉造成一定损害的信息。

5. 通常会记录在患者医疗档案，且被公开后可能会引起相关社会歧视的信息。

6. 有关个人心理健康或精神健康的信息。

7. 遗传信息。

参考文献
References

[1] Altman DG, Schulz KF, Moher D, et al., for the CONSORT group. The revised CONSORT statement for reporting randomised trials: explanation and elaboration. Ann Intern Med 2001;134:663-94.

[2] Kirby A, Gebski V, Keech A. Determining the sample size in a clinical trial. Med J Aust 2002;176:256-7.

[3] Gebski V, Beller E, Keech AC. Randomised controlled trials, the elements of a good study. Med J Aust 2001;175:272-4.

[4] Woodward M. Epidemiology: study design and data analysis. Boca Raton: Chapman and Hall/CRC Press, 1999.

[5] Simes RJ, Greatorex V, Gebski VI Practical approaches to minimise problems with missing quality of life data. Stat Med 1998;17:725-37.

[6] Hollander M, Wolf D. Nonparametric statistical methods, 2nd ed. New York: Wiley, 1999.

[7] Martin G. Munchausen's statistical grid, which makes all trials significant. Lancet 1984;ii:1457.

[8] Wittes J. On changing a long-term trial midstream. Stat Med 2002;27:2789-95.

[9] Preliminary report: effect of encainide and flecainide on mortality in a randomized trial of arrhythmia suppression after myocardial infarction. The Cardiac Arrhythmia Suppression Trial (CAST) Investigators. N Engl J Med 1989;321(6):406-12.

[10] Gayet J-L. The OPTIMAAL trial: losartan or captopril after acute myocardial infarction. Lancet 2002;360:1884-5.

[11] Stone GW, McLaurin BT, David A, Cox DA, et al. Bivalirudin for patients with acute coronary syndromes. N Engl J Med 2006;355:2203-16.

[12] Snappin SM. Alternatives for discounting in the analysis of noninferiority trials. J Biopharm Stat 2004;14:263-73.

[13] Moliterno DF, Yakubov SJ, DiBattiste PM, et al. Outcomes at 6 months for the direct comparison of tirofiban and abciximab during percutaneous coronary revascularization with stent placement: the TARGET follow-up study. Lancet 2002;360:355-60.

[14] Albers GW, Diener HC, Frison L, et al. Ximelagatran vs. warfarin for stroke prevention in patients with nonvalvular atrial fibrillation: a randomized trial. JAMA 2005;293:690-8.

[15] Sacco RL, Diener HC, Yusuf S, et al. Aspirin and extended-release dipyridamole versus clopidogrel for recurrent stroke. N Engl J Med 2008;359:1238-51.

[16] Schweickert W, Hall J. Informed consent in the intensive care unit: ensuring understanding in a complex environment. Curr Opin Crit Care 2005;ll(6):624-8.

[17] Gammelgaard A. Informed consent in acute myocardial infarction research. J Med Philos 2004;29(4):417-34.

[18] George SL. Reducing patient eligibility criteria in cancer clinical trials. J Clin Oncol 1996;14(4):1364-70.

[19] Horwitz RI. Complexity and contradiction in clinical trial research. Am J Med 1987;82(3):498-510.

[20] Fisher L, Dixon D, Jerson J, et al. Intention to treat in clinical trials. In: Peace K, Statistical issues in drug research and development. New York: Dekker, 1990.

[21] Gillings D, Koch G. The application of the principle of intention-to-treat to the analysis of clinical trials. Clinical Research Bulletin. Basle: Santoz Pharma, September 1990.

[22] Hollis S, Campbell F. What is meant by intention to treat analysis? Survey of published randomized controlled trials. BMJ 1999;319:670-4.

[23] Armitage P. Exclusions, losses to follow-up and withdrawals in clinical trials. In: Shapiro SH, Louis TA, Clinical trials. New York: Dekker, 1983.

[24] Bypass Angioplasty Revascularisation Investigation (BARI). Comparison of coronary bypass surgery with angioplasty in patients with multivessel disease. N Engl J Med 1996;335:217-25.

[25] Pocock SJ, Assmann SE, Enos LE, Kasten LE. Subgroup analysis, covariate adjustment and baseline comparisons in clinical trial reporting. Stat Med 2000;21:2917-30.

[26] Pocock SJ, Hughes MD, Lee RJ. Statistical problems in reporting of clinical trials: a survey of three medical journals. N Engl J Med 1987;317:426-32.

[27] Yusuf S, Wittes J, Probstfield J, Tyroler HA. Analysis and interpretation of treatment effects in subgroups of patients in randomized clinical trials. JAMA 1991;266:93-8.

[28] Parker AB, Naylor CD. Subgroups, treatment effects and baseline risks: some lessons from major cardiovascular trials. Am Heart J 2000;139:952-61.

[29] Assmann SF, Pocock SJ, Enos LE, Kasten LE. Subgroup analysis and other mis(uses) of baseline data in clinical trials. Lancet 2000;255:1064-9.

[30] Burgess DC, Gebski VJ, Keech AC. Baseline data in clinical trials. Med J Aust 2002;179:105-7.

[31] Brookes ST, Whitley E, Peters TJ, et al. Subgroup analyses in randomised controlled trials: quantifying the risks of false positives and false negatives. Health Technol Assess 2001;5:1-56.

[32] Lee KL. Clinical judgement and statistics. Lessons from a simulated randomized trial in coronary artery disease. Circulation 1980;61:508-15.

[33] ISIS-2 Collaborative Group Randomized trial of IV streptokinase, oral aspirin, both, or neither among 17187 cases of suspected acute myocardial infarction. Lancet 1988;2:349-60.

[34] Hoffman SN, TenBrook JA, Wolf MP, et al. A meta-analysis of randomized controlled trials comparing coronary artery bypass graft with percutaneous transluminal coronary angioplasty: one- to eight-year outcomes. J Am Coll Cardiol 2003;41:1293-304.

[35] Niles NW, McGrath PD, Malenka D, et al. Survival of patients with diabetes and multivessel coronary artery disease after surgical or percutaneous coronary revascularization: results of a large regional prospective study. Northern New England Cardiovascular Disease Study Group. J Am Coll Cardiol 2001;37:1008-15.

[36] Peto R. Clinical trials. In: Price P, Sikara K, Treatment of cancer, 3rd ed. London: Chapman and Hall, 1995:1039^14.

[37] Coates AS, Goldhirsch A, Gelber RD. Overhauling the breast cancer overview: are subsets subversive? Lancet Oncol 2002;3:525-6.

[38] Friedman LM, Furberg CD, DeMets DL. Fundamentals of clinical trials, 3rd ed. New York: Springer, 1998:289-93.

[39] Hahn S. Assessing the potential for bias in meta-analysis due to selective reporting of subgroup analyses within studies. Stat Med 2000;19:3325-36.

[40] Altman DG, Bland JM. Interaction revisited: the difference between two estimates. BMJ 2003;326:219.

[41] Frasure-Smith N, Lesperance F, Prince RH, et al. Randomised trial of home-based psychosocial nursing intervention for patients recovering from myocardial infarction. Lancet 1997;350:473-9.

[42] Rathore SS, Wang Y, Krumholz HM. Sex-based differences in the effect of digoxin for the treatment of heart failure. N Engl J Med 2002;347:1403-11.

[43] Altman DG. Within trial variation—a false trail? J Clin Epidemiol 1998;51:301-3.

[44] Hoffman SN, TenBrook JA, Wolf MP, et al. A meta-analysis of randomized controlled trials comparing coronary artery bypass graft with percutaneous transluminal coronary angioplasty: one- to eight-year outcomes. J Am Coll Cardiol 2003;41:1293-304.

[45] David I Cook, Val J Gebski, Anthony C Keech. Subgroup analysis in clinical trials. MJA 2 2004;180(6): 289-91.

[46] Chatfield C, Collins AJ. Introduction to Multivariate Analysis. Chapman and Hall/CRC, 1981.

[47] Auleley G-R, Giraudeau B, Baron G, Maillefert J-F, Dougados M, Ravaud P. The methods for handling missing data in clinical trials influence sample size requirements. J Clini Epidemiol 2004;57(5):447-53.

[48] Grunkemeier GL, Jin R, Starr A. Prosthetic heart valves: objective performance criteria versus randomized clinical trial. Ann Thorac Surg 2006;82(3):776-80.

[49] Chen E, Sapirstein W, Ahn C, Swain J, Zuckerman B. FDA perspective on clinical trial design for cardiovascular devices. Ann Thorac Surg 2006;82(3):773-5.

[50] Zuckerman BD, Muni NI. Cardiovascular device development: an FDA perspective. Am J Ther 2005;12(2):176-8.

[51] Prostanoids for chronic critical leg ischemia. A randomized, controlled, open-label trial with prostaglandin El. The ICAI Study Group. Ischemia Crónica degli Arti Inferiori. Ann Intern Med 1999;130:412-21.

[52] Summary of Safety and Effectiveness of HeratMate II: http://www.fda.gov/cdrh/pdf6/p060040.html.

[53] Alleged abuse of research grant money lead to false claims settlement. Report on Medicare Compliance. May 25, 2000.

[54] "At Your Own Risk" article on research abuses. Time Magazine, April 22, 2002.

[55] Leonard Caputo, MD. Warning letter. CDER issued June 11,2002.

[56] PMA application: P970029 Eclipse Surgical Technologies, Inc. TMR Holmium Laser System.

[57] ACCULINK™ and RX ACCULINK™ Carotid Stent System. Summary of Safety and Effectiveness Data.

[58] North American Symptomatic Carotid Endarterectomy Trial. Methods, patient characteristics, and progress. Stroke 1991;22(6):711-20.

[59] Barnett HJ, Taylor DW, Eliasziw M, Fox AJ, Ferguson GG, Haynes RB, Rankin RN, Clagett GP, Hachinski VC, Sackett DL, Thorpe KE, Meldrum HE. Benefit of carotid endarterectomy in patients with symptomatic moderate or severe stenosis. North American Symptomatic Carotid Endarterectomy Trial Collaborators. N Engl J Med 1998;339(20):1415-25.

[60] Endarterectomy for asymptomatic carotid artery stenosis. Executive Committee for the Asymptomatic Carotid Atherosclerosis Study. JAMA 1995;273(18):1421-8.

[61] Yadav JS, Wholey MH, Kuntz RE, Fayad P, Katzen BT, Mishkel GJ, Bajwa TK, Whitlow P, Strickman NE, Jaff MR, Popma JJ, Snead DB, Cutlip DE, Firth BG, Ouriel K; Stenting and Angioplasty with Protection in Patients at High Risk for Endarterectomy Investigators. Protected carotid-artery stenting versus endarterectomy in high-risk patients. N Engl J Med 2004;351(15):1493-501.

[62] XIENCE V™ (Everolimus Eluting Coronary Stent System). FDA summary of safety and effectiveness. Washington, DC: GPO, 2008.

附录部分

附录 A　临床术语表、CE 认证和统计术语
Glossary Of Clinical, Ce Mark, And Statistical Terms

绝对风险差　两个组之间患病风险的绝对差值。例如，如果一组感染某种疾病的风险为 15%，而另一组有患此病的风险为 10%，则其风险差为 5 个百分点。

不良反应　一种不良事件，而药物 / 干预措施与该事件之间至少有合理的因果关系可能性。"不良反应"一词适用于所有干预措施。

不良事件　在药物使用或其他干预措施期间或者之后发生的不良结果，但不一定是由药物或干预措施引起的。

授权代表　授权代表是由制造商明确指定的实体，代表制造商在欧洲执行某些任务。制造商内部必须设立授权代表。

CE　法语"Conformite Europeene（符合欧洲要求）"的缩写。

CE 认证　"CE"认证是对制造商的一种认证，表明产品满足所有适用的欧盟指令和基本要求。

置信区间（CI）　对未知参数进行统计学估计时，真实值落在主要测量结果周围的不确定性的程度，如由将试验干预组与对照组相比计算而得的优势比，通常以点估计值和 95% 置信区间表示。这意味着，如果有研究者在同一总体的其他样本中不断重复采样，这些采样将有 95% 的置信区间包含未知参数的真实值。除了 95%，有时候也会使用其他置信度例如 90% 和 99% 的置信区间。置信区间越宽，表明精度越低；置信区间越窄，表明

精度越高。

置信界限   置信区间的上限和下限。

连续数据   在一定的范围内有无限多的可能取值的数据。身高、体重和血压是连续变量的例子。

合格评定   一种直接或间接涉及产品是否符合既定要求的活动。

合格评定模式   合格评定细分为若干个单模式。CE 认证体系内有八种基本模式，并衍生出多种变体。

禁忌证   某些治疗方法可能引起不良后果的具体情况。该术语有时与另一个术语即"慎用本品"相混淆。

对照组   用于评估实验观察结果的标准。在许多临床试验中，一组患者将接受试验性治疗，而其对照组则接受标准治疗或安慰剂。

成本效益分析   一种从问题特有的整体健康的角度来评估效应并描述获得额外健康收益所需支付成本的经济分析方法。

合规声明   产品符合 CE 认证的制造商官方声明。

泛欧指令   关于产品及产品属性的泛欧法律。

剂量依赖   可能与接受某种药物的总量（即剂量）有关的药物反应。有时会进行试验以测试同一药物不同剂量的效果。

双盲研究   一种临床试验设计方法，在双盲研究中无论受试者或研究人员都不知道哪些受试者正在接受试验治疗，而哪些受试者正在接受安慰剂（或其他治疗）。因医生和受试者对试验治疗的期望不会影响试验结果，所以双盲试验得出的结果被认为是客观的。

效力   在一般情况下使用某特定干预措施时，预计该措施起作用的程度。例如，如果某设备是用于疼痛缓解的，则预计有证据能证实该设备确实可以缓解疼痛。

等效性试验   一种旨在确定两种或多种治疗方案，是否在临床疗效上没有显著差异的试验。若真实的治疗差异，介于临床可接受差异的等效判定标准的上下限区间之间，则一般证明具有等效性。

欧洲经济区（EEA）   欧盟的 15 个国家，以及冰岛、挪威和列支敦士登。

欧洲自由贸易区（EFTA） 冰岛、挪威、列支敦士登和瑞士。

欧洲联盟 为加强欧洲地区政治、经济和社会合作而建立的经济联盟。成员国包括奥地利、比利时、丹麦、芬兰、法国、德国、希腊、爱尔兰、意大利、卢森堡、荷兰、葡萄牙、西班牙、瑞典和英国。

欧盟委员会 负责提案和立法的欧盟政府机构。

基本要求 为实现相关欧洲指令的目标所必需的要求。有关欧洲指令规定的基本要求，源自与某些产品和（或）产品属性相关的某些风险，危害和（或）环境问题。

美国食品药品管理局（FDA） 美国卫生与公众服务部的下属机构，负责确保美国所有的药物、生物制品和医疗设备的安全性和有效性，包括用于诊断、治疗和疾病预防的药品、生物制品和医疗器械。

药物临床试验质量管理规范（GCP） 临床试验全过程的标准规定，基本包括设计、组织、实施、监查、稽查、记录、分析和报告。这些规范为数据和结果基于合理科学的、合乎伦理的研究提供了保障，是一组广泛的要求、标准和建议，适用于数千个非常具体的任务。

欧盟协调标准 欧盟官方公告发布的欧洲产品标准，提供了"合规假定"。

历史对照 比当前研究对象更早收集数据的对照个体或对照组。由于对照组之间的系统差异，以及风险、预后、保健等随时间的变化，在研究中使用历史对照存在较大的偏倚风险。

假设 作为推理或论证的基础，或作为试验研究的指南，而提出的假定或设想。

技术文件（TF） 包含产品技术基础的文档文件。CE 认证的评定过程中使用的所有文档都应包含在此文件中。此文件必须应要求随时提供给监督机关。

意向性分析 一种临床试验结果的分析，包括随机分组的受试者的所有数据，即使他们从未接受治疗或遵守研究协议。

新药临床研究（IND） 正在进行临床研究的新药物、抗菌药或生物药。它还包括用于体外诊断目的的生物制品。

设盲 不知道受试者治疗分配的程序。

均值 通过将所有观测值相加然后除以观测值个数得到的平均值。

Meta 分析 在系统性的回顾中，使用统计技术整合被纳入研究的结果。

互认协议（MRA） 承认欧盟以外检测的有效性的协议。

新药申请（NDA） 制药公司在完成临床试验后向 FDA 提交的用于特定适应证的药物销售的许可申请。

非劣效性试验 旨在确定一种新治疗方法的效果是否不劣于标准治疗的试验，且相差不超过一个指定的界值。

认证机构 欧洲国家政府指定的外部认证方。

观察性研究 研究者不设法干预，只简单观察事件发展过程的研究。研究某一特征的变化或差异（例如，人群是否接受了感兴趣的干预）与其他特征的变化或差异的关系。

超说明书使用 在 FDA 批准的用途以外使用的治疗处理方法。

开放临床试验 研究者和受试者都知道哪个受试者正在使用哪种干预措施的临床试验（即非盲的）。

符合方案集分析 只对依从性好、遵照研究方案基本完成治疗计划的受试者子集进行统计分析，以确保受试者的数据尽可能显示出治疗的效果。在考虑治疗方案的接受、测量的可用性和没有重大的协议偏差后，可以定义此子集。

P 值 当原假设为真时，所得到的样本观察结果（或更极端结果）偶然出现的概率（从 0 到 1）。在元分析中，总体效应的 P 值检验了干预组之间的差异在总体统计学上的显著性，而差异性统计的 P 值评估了每个研究中观察到的效果之间差异的统计显著性。

药动学 药物或生物制剂在生物体内吸收、分布、代谢和排泄的过程。

安慰剂效应　注射或服用某种物质后发生的生理上或情感上的变化，并非由于该物质任何特殊性质导致的结果。这种变化可能是有益的，并反映出参与者的期望，通常也反映了提供物质的人的期望。

临床试验方案　所有临床试验所依据的研究计划。该计划经过精心设计，旨在保护受试者的健康，并回答特定的研究问题。方案描述了临床试验受试者的要求，试验的时间、过程、药物和剂量，以及研究期限。在临床试验中，研究人员定期追踪遵循临床试验方案的受试者，以监测他们的健康并确定治疗的安全性和有效性。

随机试验　受试者被随机（即偶然）分配到临床试验中两组或多个治疗组中的某一组的研究。偶尔会使用安慰剂。这种将具有特殊特征的人群平均分配到试验的各组之中的随机选择，使得组与组之间的差异最小化。在随机试验中，研究者并不知道哪种治疗更好。

保障条款　成员国可采取一切适当措施，禁止或限制对安全、健康和或环境造成危害的产品。

监督机关　由成员国政府任命的实施 CE 认证的机关。

护理标准　基于顶尖的受试者护理的治疗方案或医疗管理。

研究终点　用于判断治疗有效性的主要或次要结果。

标准差（SD）　一种对一组观测值的分布或离散程度的度量，计算方法为与样本平均值之间的平均差。

标准误差（SE）　某一个统计量的抽样分布的标准差。从同一个总体样本中抽取的测量值会因抽取样本的不同而不同。标准误差是样本统计量在同一样本数量的所有可能样本中的离散程度。标准误差随样本数量的增加而减小。

统计学显著　偶然出现的不太可能发生的结果。通常这些结果是否具有统计显著性的判定阈值，当原假设为真时，所得到的样本观察结果（或更极端的结果）将以小于 0.05 的概率偶然出现。统计检验引入 P 值来衡量其概率。

分层　将总体按一定属性特征分成若干相互独立的人群亚组的过程，

分层的属性特征有年龄、性别或社会经济地位等。可以对比不同的分层方式下，试看各亚组之间的治疗效果是否有差异。参见亚组分析。

亚组分析　在临床试验中用受试者的定义子集或互补子集（如按性别或年龄分类）评估干预效果的分析。亚组分析通常因样本量太小而不具备足够的统计影响力。

替代终点　临床生理或生化指标因其检测较为快速简单，故通常被用来预测重要的临床结果。当所观察的临床结果需要长期随访时，常使用替代终点。例如，血压对患者并没有直接重要性，但因为血压是中风和心脏病发作的一个风险因素，因此可以作为临床试验的一项替代终点。

***t*检验**　从 *t* 分布得出的统计假设检验。*t* 检验适用于比较两组连续数据（也称为 Student's *t* 检验）。

双尾 *t* 检验　是一种假设检验，其原假设被拒绝的概率位于概率分布曲线尾部两侧。检测一种疗法是优于还是劣于另一种疗法（而非仅检测一种疗法是否优于另一种疗法）即为双尾检验（也称为双侧检验）。

附录 B 缩略语

Abbreviations

ABR	Angiographie binary restenosis	血管造影再狭窄是否超过 50%
AE	Adverse event	不良事件
ARCHeR	ACCULINK for Revasculanzation of Carotids in High–Risk Patients	ACCULINK 用于高危患者的颈动脉血运重建
BIOMO	Bioresearch monitoring program	生物研究监测计划
BMS	Bare metal stent	裸金属支架
BNP	Brain natriuretic peptide	脑钠肽
CBER	Center for Biologies Evaluation and Research (FDA)	生物制品评价与研究中心（FDA）
CDHR	Center for Devices and Radiological Health (FDA)	器械与放射健康中心（FDA）
CDER	Center for Drug Evaluation and Research (FDA)	药物评价和研究中心（FDA）
CEA	Carotid endarterectomy	颈动脉内膜剥脱术（FDA）
CE Mark	Mandatory European marking for certain product groups to indicate conformity with the essential health and safety requirements set out in European Directives	CE 认证
CFR	Code of Federal Regulation	联邦法规法典
CMS	Centers for Medicare and Medicaid Services	医疗保险和医疗补助服务中心
COPD	Chronic obstructive pulmonary disease	慢性阻塞性肺疾病
CRA	Clinical research associate	临床监查员（临床监察员）

CRF	Case report form	病例报告表
CRO	Clinical research organization	临床研究机构
CLI	Critical limb ischemia	严重肢体缺血
DES	Drug–eluting stent	药物洗脱支架
%DS	Percent diameter stenosis	直径狭窄百分比
DASI	Duke Activity Status Index Questionnaire	杜克活动状态指数调查表
DSMB	Data Safety Monitoring Board	数据安全监查委员会
EC	Ethics Committee	伦理委员会
ELA	Excimer Laser Atherectomy	准分子激光斑块消融术
EU	European Union	欧盟
FDA	Food and Drug Administration	美国食品药品管理局
GCP	Good clinical practice	药物临床试验质量管理规范
HIPAA	Health Insurance Portability Accountability Act	健康保险携带和责任法案
ICD–9	International classification of disease version 9	国际疾病分类第 9 版
ICF	Informed consent form	知情同意书
IDE	Investigational device exemption	器械研究临床豁免
IND	Investigational new drug	新药临床研究
IRB	Institutional review board	机构审查委员会
ISO	International organization for standardization	国际标准化组织
ITT	Intent–to–treat analysis	意向性分析
LACI	Laser angioplasty for critical limb ischemia	激光血管成形术治疗重度肢体缺血
LL	Late loss	晚期管腔丢失
MACE	Major adverse cardiac events	主要不良心血管事件
MAE	Major adverse event	主要不良事件
MEDDEV	Medical device	医疗器械
MedDRA	Medical dictionary for regulatory activities	医学用语词典
MLD	Minimum lesion diameter	最小管腔直径

MI	Myocardial infarction	心肌梗死
NDA	New drug application	新药申请
NIH	National Institute of Health	美国国立卫生研究院
NSR	Nonsignificant risk	非重大风险
OHRP	Office of Human Research Protection	人类研究保护办公室
OPC	Objective performance criteria	目标值
OTW	Over the wire	整体交换型
PAD	Peripheral artery disease	周围动脉疾病
PI	Principal investigator	主要研究者
PMA	Premarket approval	上市前许可（申请）
PP	Per-protocol analysis	符合方案分析
PSA	Prostate-specific antigen	前列腺特异性抗原
PTA	Percutaneous transluminal angioplasty	经皮腔内血管成形术
RCT	Randomized controlled trial	随机对照试验
RX ACCULINK	Rapid exchange ACCULINK stent	快速交换的 ACCULINK 支架
RVD	Reference vessel diameter	参考血管直径
SAP	Statistical analysis plan	统计分析计划
SAPPHIRE	Stenting and Angioplasty with Protection in Patients at High Risk for Endarterectomy	内膜切除术高危患者的支架和血管成形术的保护
SFA	Superficial femoral artery	股浅动脉
SES	Sirolimus-eluting stent	西罗莫司洗脱支架
SR	Significant risk	重大风险
TAH	Total artificial heart	全人工心脏
TASC	Transatlantic Inner Societal Consensus	泛大西洋协作组
TLF	Target lesion failure	靶病变失败
TLR	Target lesion revascularization	靶病变血运重建
TVR	Target vessel revascularization	靶血管血运重建
UADE	Unanticipated adverse device effect	非预期的不良事件
WHC	Weighted historic control	加权历史对照
WHO	World Health Organization	世界卫生组织

中国科学技术出版社·荣誉出品

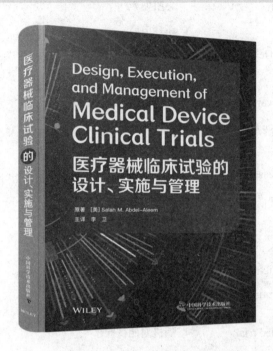

原著　[美]Salah M. Abdel-Aleem

主译　李 卫

定价　138 元

本书姊妹篇，获四大院士倾力推荐

四大院士倾力推荐
（以姓氏笔画为序）

中国工程院院士　胡盛寿

中国工程院院士　高润霖

中国工程院院士　韩雅玲

中国科学院院士　葛均波

科学的试验设计、高质量的试验实施，帮助我们客观地去认识医疗器械的"真实"和"价值"。

——中国工程院院士

做好临床试验，保证医疗器械的安全性和有效性。本书是针对医疗器械临床试验的成熟培训手册，亦是有深度、有广度的参考书。

——中国工程院院士

科学、严谨、翔实的操作规范，是临床试验工作的根本保障。本书借鉴国外多年成熟经验，融合本土实情，对国内临床试验具有切实指导意义。

——中国工程院院士

科学、客观地评价创新医疗器械，最大限度保护受试者，为患者提供安全、有效的治疗手段，使研究少走弯路，企业产品快速转化。

——中国科学院院士